Birte Glang

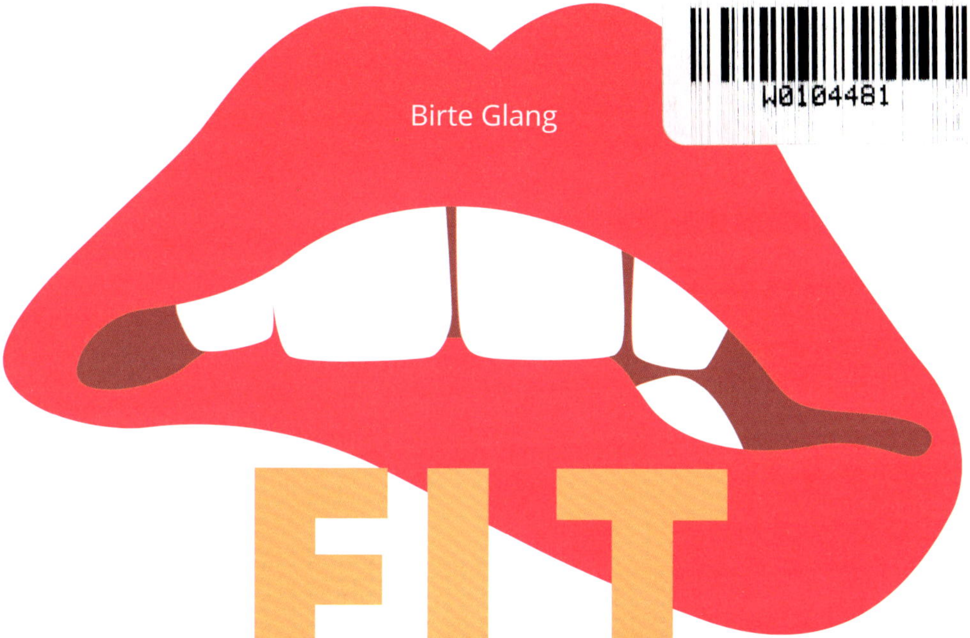

ELTERN SEX

PIMP YOUR LOVE!
Wie euer Liebesleben wieder in Schwung kommt

Leben & erziehen

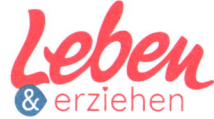

IMPRESSUM

© 2022
JUNIOR MEDIEN GMBH & CO. KG
Willy-Brandt-Straße 51, 20457 Hamburg
Tel. 040/357 29 19-0, Fax 040/357 29 19-29
info@junior-medien.de

IDEE, KONZEPT & TEXT: Birte Glang
PROJEKTKOORDINATION UND LEKTORAT: Nina Schnackenbeck
ART-DIREKTION: Anja Jung
MIT BEITRÄGEN VON: Claudia Leder-Appiah, Anna Weiß,
Aino Simon und Dr. med. Christopher Blanck

BILDNACHWEISE:
Cover: moveitmama (kleines Foto vorn), Lena Heckl (Foto hintere Klappe);
Übungsbilder: moveitmama; **Experten:innen:** Lena Heckl (Birte Glang),
Katharina Heuser (Claudia Leder-Appiah), privat (Dr. med. Christopher Blanck),
Linn Weiß (Anna Weiß), Matthias Erfurt/Qonnos GmbH (Aino Simon); **Foto Seite 192:** Lena Heckl
Illustrationen von GettyImages: grivina, Surachet99, aleksey-martynyuk, n_chetkova,
Ekaterina Mutigullina, Elena Gardner, Evgenya_Mokeeva, lemonadeserenade, Pikovit44, Stanislav
Denysiuk, S-S-S_Top Vectors, Martyshova, Ponomariova_Maria, Olga_Bonitas, Svetlana Larshina,
Liana2012l, Ponomariova_Maria, Nataliia Nesterenko, lanzaran, frikota, Natalia Kosheleva,
Tatiana Bass, Juliia Khramtsova, Samuil_Levich, djvstock, Anastasia Molotkova, klerik78,
Olga Andreevna Shevchenko, Kan Khem, artbesouro, Ali Kerem, tommy, Aleksei Naumov,
lemono, Ponomariova_Maria, grivina, artbesouro

Druck und Bindung:
optimal media GmbH
Glienholzweg 7, 17207 Röbel/Müritz

Alle Rechte vorbehalten. All rights reserved.
Das Werk darf – auch teilweise – nur mit Genehmigung des
Verlages wiedergegeben werden.

Wichtiger Hinweis:
Dieses Buch ist für Lernzwecke gedacht. Es stellt keinen Ersatz für eine individuelle medizinische
Beratung dar und sollte auch nicht als solcher benutzt werden. Wenn du medizinischen Rat einholen
willst, konsultiere bitte einen:eine qualifizierten Arzt:Ärztin. Der Verlag und die Autorin haftet für keine
nachteiligen Auswirkungen, die in einem direkten oder indirekten Zusammenhang mit den
Informationen stehen, die in diesem Buch enthalten sind.

Printed in Germany
ISBN: 978-3-9822992-8-0

leben-und-erziehen.de

ALLEN MAMAS

INHALT

06 Vorwort

Kinderwunschzeit

10 Kinderwunsch und Leidenschaft

16 Eure Fragen

31 Die Sorgen der Partner:innen

36 **Die Experten:innen**

   Kinderwunsch-Workout – meine Tipps

46 Wie war euer Sex in der Kinderwunschphase?

Schwangerschaft

48 Neue Sexdimensionen in der Schwangerschaft

55 Eure Fragen

76 Die Sorgen der Partner:innen

80 **Die Experten:innen**

   Schwangerschafts-Workout – meine Tipps

94 Wie war der Sex in der Schwangerschaft für euch?

Nach der Geburt

96   Liebe und Zärtlichkeit nach der Geburt

103 Eure Fragen

128 Die Sorgen der Partner:innen

132 **Die Experten:innen**

   After-Baby-Body-Workout – meine Tipps

144 Wann hattet ihr nach der Geburt zum ersten Mal wieder Sex?

Elternalltag

146 Lust und Sex im Elternalltag
152 Eure Fragen
177 Die Sorgen der Partner:innen
180 **Die Experten:innen**
     Lust und Leidenschaft trotz des Familienalltags – meine Tipps
188 Wie häufig habt ihr Sex, seitdem ihr Eltern seid?

190 Eine kurze Vorstellungsrunde: unsere Experten:innen
191 Danke

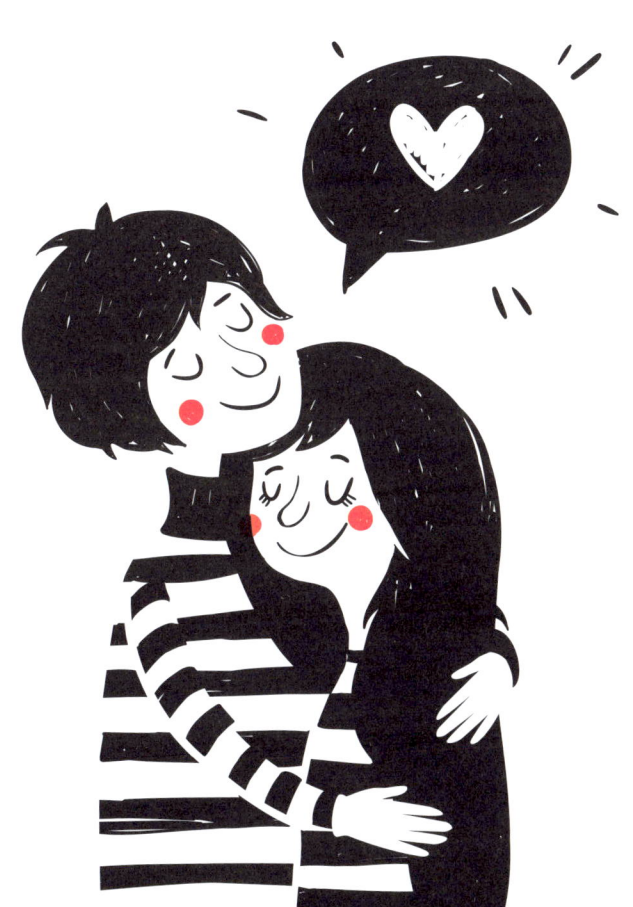

Vorwort

Vielleicht fragt ihr euch, wie ich auf die Idee komme, ein Buch über Sex zu schreiben. Oder vielleicht denkt ihr auch, *Das ist genau das, was die Welt brauch*t – oder auch nicht ... Und was erwartet euch überhaupt?

Es gibt einfach so unendlich viele Fragen und Unklarheiten zum Thema Sex während der Kinderwunschzeit, als Schwangere, nach der Geburt im Wochenbett oder der Rückbildungszeit oder auch als Eltern an sich. Vielleicht habt ihr sie mit eurer besten Freundin versucht zu klären oder mithilfe eures:eurer Frauenarzt:ärztin oder Hebamme oder ihr habt lieber heimlich gegoogelt, in der Hoffnung auf Antworten.

Gibt es Wege, die Spermien zu beschleunigen oder welche Stellungen helfen, schneller schwanger zu werden? Darf ich als Schwangere tatsächlich bis zum Tag der Geburt Sex haben und sind Sextoys auch mit Baby an Bord erlaubt? Wann darf ich nach der Geburt meines Kindes mit meinem:meiner Partner:in wieder sexuell aktiv werden? Wenn es dann so weit ist, warum spritzt beim Geschlechtsverkehr plötzlich Milch aus meinen Brüsten oder warum pupst meine Vagina neuerdings? Wie kann ich Erotik und Spaß im Bett trotz Twentyfourseven-Dauereinsatz als Mama überhaupt aufrechterhalten und stimmt es, dass ich durch Beckenbodentraining (mit Liebeskugeln) in den Genuss von multiplen Orgasmen kommen kann?

Bevor wir ans Eingemachte gehen und ich euch (mithilfe unserer Experten:innen) all diese Fragen beantworte, möchte ich euch kurz die Geschichte erzählen, wie es zu diesem Buch gekommen ist. Ich bekam einen Anruf der Chefredakteurin Claudia Weingärtner von Leben & erziehen mit der Frage, ob ich mir vorstellen könne, ein Buch zu schreiben. Da ich als Expertin im Bereich prä- und postnatale Fitness schon eine Weile mit dem Magazin zusammenarbeite, war ich mir sicher, dass es sich um ein Fitnessbuch handeln würde. Doch dann rückte Claudia mit der Sprache heraus, es ginge eher um das Thema „Sex als Eltern". Ich fand die Idee gleich spannend, war aber auch hin- und hergerissen. So ein Buch empfand ich wirklich als dringend nötig, denn es gibt so viele Fragen zur Sexualität in dieser besonderen Lebensphase und so viele Unsicherheiten und auch Missverständnisse, weil kaum jemand öffentlich darüber spricht. Gleichzeitig hatte ich auch etwas Sorge, die Autorinnenschaft zu übernehmen. Denn schließlich bin ich prä- und postnatale Fitnessexpertin und keine professionelle Sex-pertin. Das könnte da draußen vielleicht für Irritation sorgen ... Nun, das kann ich an dieser Stelle noch nicht endgültig beurteilen, denn das Buch ist noch nicht mal erschienen, während ich diese Zeilen hier schreibe. Aber was ich ganz klar habe, ist, dass ich mich bei der Entscheidung für das Buch zurückversetzt fühlte in den Moment, als ich MOVE IT MAMA gründetet. Als ich schwanger war mit unserem ersten Sohn und völlig unwissend, hilflos und auch ein Stück weit verängstigt, welche Art von Fitness, gezielte körperliche Bewegung oder was auch immer ich noch machen durfte oder auch sollte – einmal, um dem Baby nicht zu schaden, aber auch, um selbst fit genug für Schwangerschaft und Geburt zu sein. Dasselbe galt für den Sex: War ab jetzt nur noch sanfter Blümchensex zulässig? Niemand sagt einem das so ganz genau, fragt man Freundinnen, hört man viele verschiedene Meinungen und den:die Frauenarzt:ärztin so explizit auf das eigene Liebesleben anzusprechen, ist doch etwas unangenehm, obwohl wir genau das eigentlich tun sollten. Davon abgesehen bekommen wir auch hier nicht immer die Antworten, die wir brauchen. Ich dachte also: Ja, es ist (höchste) Zeit, ein Buch darüber herauszubringen!

    Warum Claudia gerade mich gefragt hatte, klärte sich dann auch auf: Sie erinnerte sich noch an die Playboy-Ausgabe mit mir auf dem Cover und die anschließende BILD-Schlagzeile: „Mein Beckenbodentraining hat mein Sexleben bereichert." Es hatte sie nachhaltig beeindruckt, dass mein Mann und ich trotz Musik- und Filmbranche, aus der wir kommen, einer über 16-jährigen Beziehung, in der wir seit 2008 verheiratet sind, „trotzdem" mehrmals in der Woche Sex haben. Das hatte ein gewitzter Journalist aus mir herausgekitzelt. Aber das ausgerechnet dieses Interview mal zu einem Buch führen würde – wer hätte das gedacht?! Ich nicht. Natürlich hatte sie bestärkt in ihrem Gefühl, dass ich die richtige Autorin für das Thema sei, dass ich auch die Gründerin des Mama-Fitnessprogramms MOVE IT MAMA bin, bei dem natürlich unter anderem auch der Bereich Beckenboden eine wichtige Rolle spielt. Und der hat wiederum entscheidende Auswirkungen auf unser Intimleben, insbesondere unsere Lust und unsere Orgasmen.

Ich sagte also zu, unter der Bedingung, eng mit Experten:innen wie einem Frauenarzt, einer Hebamme, einer Physiotherapeutin und einer Paartherapeutin zusammenzuarbeiten und möglichst viele praktische Übungen für den Beckenboden und euer Wohlbefinden für den gesamten Körper (und Geist) einfließen zu lassen. Denn das ist schließlich wieder ganz mein Bereich. Hier bin ich die Expertin. Dass Beckenbodentraining mehr ist, als nur Grashalme mit der Vagina zu zupfen, inwieweit ihr euer Sexleben damit und mit dem richtigen Mindset boosten könnt und vieles mehr, erfahrt ihr im Buch. Und dass es Tausende von Frauen gibt, die den Zusammenhang zwischen Sex, Lust, Wohlbefinden, einem starken Beckenboden und Ganzkörpertraining noch versuchen zu verstehen und mit euch auf der Suche sind und hier hoffentlich einige Antworten finden.

Für mich persönlich kann ich sagen, dass es Jahre gebraucht hat, um mich selbst wohlzufühlen mit dem, was ich mache, was ich bin und auch in meinem eigenen Körper. Und das hat noch gar nichts mit der Geburt unserer Kinder zu tun. Angefangen mit einer täglichen Sendung, einer „Soap", als Model mit langen, blonden Haaren, war es mir schon früh ein Anliegen, als mehr als nur das „Blondchen" gesehen zu werden, oft ließ ich im Nebensatz fallen, dass ich auch diplomierte Juristin sei, was der Wahrheit entspricht, und ich kämpfte dafür, ernst genommen zu werden als Schauspielerin. Gerade die Geburt meiner beiden Kinder hat mich gestärkt, mein Selbstbewusstsein, aber vor allem auch mein Selbstverständnis für mich selbst und das Gefühl, dass ich es gar nicht immer allen recht machen muss. Das hat dazu geführt, dass ich mich viel wohler fühle und Sexualität mit meinem Mann nochmal ganz anders ausleben kann – und das nach so vielen Jahren Beziehung. Heute stehen wir noch mal an einem ganz anderen Meilenstein, denn natürlich ist gerade die Kleinkindphase extrem herausfordernd für beide Elternteile, und auch wir müssen ständig daran arbeiten, uns nicht im Alltag zu verlieren, Zeit zu finden zu zweit und erst recht für Leidenschaft und Erotik.

Ihr lieben Mamas, wir sitzen alle im selben Boot und manchmal gibt es ruhige Tage auf See, aber manchmal stürmt es auch. Doch ist es nicht schön zu wissen, dass wir nicht allein damit sind? Dass es vielen so geht? Auch wenn jede Mama anders ist und jede Beziehung und Situation ihre ganz eigene Dynamik und Rahmenbedingungen hat, können wir uns gegenseitig helfen, stärken, motivieren und unterstützen mit unserem Austausch ... Und vielleicht ja auch die Erotik in diesen besonderen Lebensphasen so aufblühen lassen, wie wir es nie für möglich gehalten hätten. Denn wusstet ihr, dass Eltern sogar oft den besseren Sex haben als Paare ohne Kinder? Aber dazu später mehr ... Fangen wir erst mal von vorne an.

PS: Mir ist sehr wichtig, in diesem Buch alle Menschen anzusprechen, die sich für das Thema interessieren. Darum verwende ich möglichst jederzeit die gendergerechteste Form, zumindest so, wie ich es gelernt habe. Sollte ich das einmal vergessen oder „falsch" benutzen, bitte ich euch, es zu verzeihen. Der gute Wille und aufrichtige Wunsch ist da, niemanden außen vor zu lassen.

KINDERWUNSCHZEIT

Kinderwunsch und Leidenschaft

Die Kinderwunschzeit ist eine sehr besondere Zeit. Es gibt Paare, bei denen sprüht die Lust nur so, und andere, da ist es genau umgekehrt, und unausgesprochene Unsicherheiten machen sich breit. Es kann gelingen, den Sex auf ein anderes Level zu bringen, oder aber die „schönste Nebensache der Welt" avanciert zur puren Herausforderung und Arbeit. Diese Zeit kann Paare zusammenschweißen oder auch auseinandertreiben. Ich muss gestehen, dass ich einfach großes Glück gehabt habe.

Aber fangen wir von hinten an. Unser zweiter Sohn war ein absolutes Wunschkind, und er war wirklich „geplant". Denn nachdem ich meinem Mann an Silvester verkündet hatte, dass ich nun für ein zweites Kind bereit wäre, haben wir einfach auf die Verhütung verzichtet.

Unser „erstes Mal" nach dieser großen Entscheidung war ganz besonders, irgendwie liebevoller, intensiver und unvergesslich – und das nach 15 Jahren Beziehung!

Ich habe anfangs nicht Buch geführt über meine fruchtbaren Tage und wollte es erst einmal auf mich zukommen lassen, fühlte mich ganz entspannt, nicht gedrängt – und dennoch bin ich vorsichtshalber nach dem Sex noch eine Weile liegen geblieben. Wir kommen gleich zu der Antwort auf die Frage, ob dadurch wirklich die Chance erhöht wird, schwanger zu werden …

Als ich dann aber meine Periode bekam, war ich tatsächlich enttäuscht. Und hatte auf einmal so eine ganz vage Ahnung davon, wie Frauen sich fühlen müssen, die seit Monaten oder gar Jahren einen unerfüllten Kinderwunsch haben: Jeden Monat bangt und hofft Mann/Frau aufs Neue. Aber ich weiß natürlich auch, dass meine Situation nicht im Geringsten damit zu vergleichen war, bitte versteht mich nicht falsch.

Auf einmal hatte der Sex für uns aber eine andere, eine so gewichtige Bedeutung. Er sollte Spaß machen, klar. Aber jetzt ging es plötzlich auch noch um so viel! Uns Frauen sagt man ohnehin nach, dass wir auch beim Sex ständig unser Gedankenkarussell anschmeißen, To-do-Listen schießen uns in den Kopf oder Ähnliches. Ich kann dabei aber eigentlich ganz gut abschalten, vielleicht habe ich das durch meine Arbeit als Schauspielerin gelernt – bei einer Sache zu sein, alles drum herum abzuschalten.

Die Kinderwunschphase war aber definitiv auch für mich eine ganz neue Herausforderung. Wer schafft es da beim Sex überhaupt noch, den Gedanken „Klappt es dieses Mal?" völlig wegzuschieben und „frei aufzuspielen"? Damit meine ich, frei von Gedanken, Sorgen und Ängsten. Außer vielleicht im Moment des Orgasmus. Denn auf einmal bleibt die schönste Nebensache der Welt eben nicht folgenlos und wird im besten Falle zur Hauptsache in unserem Leben.

Auch ich hatte damals also sehr schnell verstanden, worum es jetzt geht. Und dann hatte ich auch schon nicht mehr groß Zeit, darüber nachzudenken, denn bereits in meinem zweiten Zyklus wurde ich schwanger. Das ging wirklich schnell! Und ich habe wieder Glück gehabt.

Sollte eine von euch zu denen gehören, bei denen es mit dem Schwangerwerden schwierig ist, dann spreche ich ihr hier mein tiefes Mitgefühl aus. Ich hoffe, dass mein kleiner Fragenkatalog euch ein wenig gestärkt durch diese schwierige Phase geleiten kann.

Ich kann nicht annähernd bei diesem Thema mitreden, das sage ich gleich vorweg. Und dennoch habe auch ich mich vor unserem ersten Kind mit dem Thema auseinandergesetzt, ob ich überhaupt schwanger werden kann. Denn, ehrlich gesagt, haben wir bei unserem ersten Sohn die Kinderwunschzeit komplett verpasst. Weder mein Mann noch ich hatten zur damaligen Zeit einen konkreten Kinderwunsch. Ich stand in

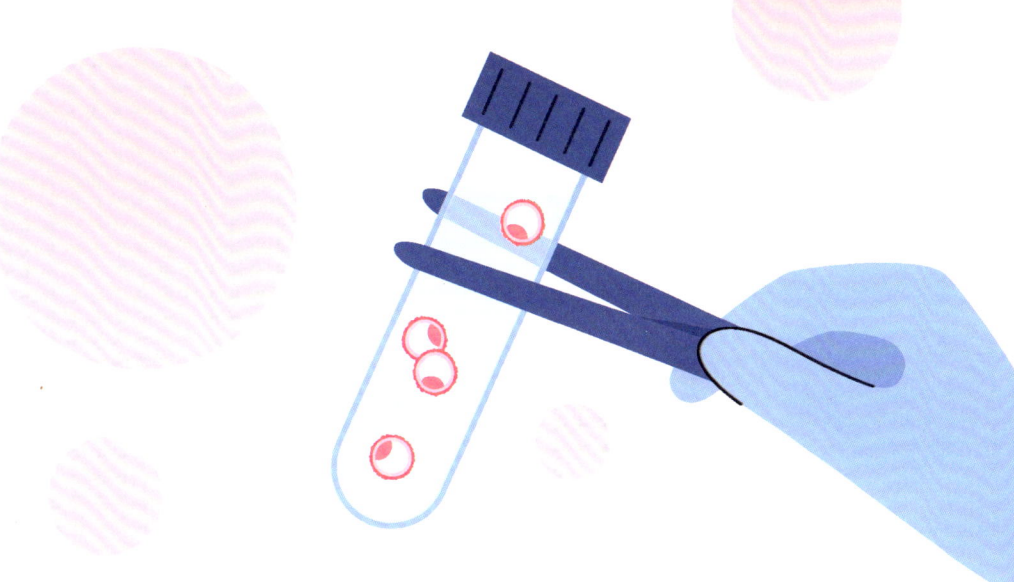

Los Angeles als Schauspielerin endlich kurz vor dem Durchbruch, an Kinder war da gar nicht zu denken. Meine US-amerikanische Schauspielmanagerin empfahl mir kurzerhand: „Freeze your eggs" – friere deine Eizellen ein, sodass du später darauf zurückgreifen und dich jetzt voll und ganz weiter auf deine Karriere konzentrieren kannst. Wumms. Da war dieser Satz: „Freeze your eggs" – denn, und das erfuhr ich später auf interessierte Nachfrage bei meiner Frauenärztin, meine Eizellen hatte mit meinen und damit auch ihren 36 Jahren ihre besten Tage offenbar bereits hinter sich. Bei einem verschobenen Kinderwunsch sollten die Eizellen aber so jung wie möglich eingefroren werden. Na super. Wer sagt einem das bitte zu dem Zeitpunkt im Leben (also rechtzeitig!), wenn man noch gar nicht darüber nachdenkt?!

Wir verhüteten schon eine ganze Zeit lang mit Kondom, die Pille hatte ich über ein Jahr zuvor abgesetzt. Seitdem hatte ich aber auch meine Periode nicht wieder bekommen – was mich mittlerweile etwas beunruhigte. Meine Frauenärztin bestätigte mir aber: Mit meinem Körper sei alles in Ordnung (bis auf die Tatsache, dass er eben „alt" sei, also, „Freeze-your-eggs-technisch"). Dennoch: Sollten wir Kinder haben wollen, würden wir wohl hormonell nachhelfen müssen.

Ich verließ die Praxis an dem Tag mit dem Wissen: Ich bin auf dem absteigenden Ast, mein weiblicher Körper funktioniert nicht mehr so, wie er soll oder zumindest kann (oder mal konnte).

Verhütung war ab jetzt vom Tisch, laut meiner Frauenärztin war die Möglichkeit einer spontanen Befruchtung nämlich extrem unwahrscheinlich. Und sollte „es" passieren, dann sei es eben der schönste „Unfall", den wir uns vorstellen könnten, so die Frauenärztin. Irgendwie beruhigte uns das sogar, denn wir fanden nicht, dass jetzt der richtige Zeitpunkt war – ohne zu wissen, wann dann und ob er wohl jemals kommen würde. (Ist das nicht eigentlich immer die Frage, wenn es um das Thema „Kinderbekommen" geht: Wann *ist* eigentlich der richtige Zeitpunkt? Den richtigen Zeitpunkt gibt es nicht – diese flapsige, aber so wahre Antwort passt immer). Für uns war es damals eben *doch* der richtige Zeitpunkt, denn wenn ich 16 gewesen wäre, hätte ich mich sicher nicht auf das Risiko eingelassen, wie gering es auch gewesen wäre.

Hatte dieses „Risiko" Einfluss auf unseren Sex? Eher nicht, denn erst mal genossen wir die wiedergewonnene „Freiheit", ganz unbedarft ohne Kondom Sex zu haben. Für uns gab es aber auch wirklich kein Worst-Case-Szenario. Und so war es Sex ohne Nachdenken, uns als Paar genießen und die Kinderfrage weiterhin wegschieben, wie schon die elf Jahre Beziehung davor.

Und dann dauerte es nicht mal vier Wochen, und ich war schwanger! Auch wenn wir es erst am Ende des ersten Trimesters herausgefunden haben (was ich mal auf unsere pure Ignoranz zurückführe und natürlich auf den Umstand, dass meine Periode einfach noch immer nicht existent war). Als wir zurückrechneten, waren wir uns relativ sicher, dass es eine wilde Nacht gewesen war, in der wir ziemlich alkoholisiert einfach großartigen Sex gehabt hatten. Ob die Qualität des Sex oder eine bestimmte Stellung wohl einen Effekt auf das Schwangerwerden hat? Dazu kommen wir etwas später noch.

Kurzum: Die erste Schwangerschaft war also für uns beide sehr überraschend, wir sind sozusagen schwanger geworden wie die Jungfrau zum Kinde. Und im Nachhinein möchte ich mich jetzt und hier, an dieser Stelle, bei meiner Frauenärztin bedanken, denn ohne sie wäre das vielleicht niemals passiert. Ohne sie hätten wir eine möglichst sichere Verhütungsmethode gewählt. Und Danke an das Universum, den lieben Gott oder woran auch immer wir glauben wollen, Danke, dass da draußen irgendwo jemand für uns das Schicksal in die Hand genommen hat. Und ja, es war der wohl schönste „Unfall" unseres Lebens, der mich zu einem besseren, liebevolleren Menschen gemacht, unseren Lebensweg neu definiert und unser Sexleben vor ganz neue Herausforderung gestellt hat.

Vielleicht gehört ihr zu denen, die mit Leichtigkeit und Optimismus in die Kinderwunschphase eintauchen, oder zu denen, die sich unter Druck setzen, oder aber ihr habt einfach (berechtigte) Sorgen und Ängste, dass es für euch nicht so leicht werden wird, schwanger zu werden. Für alle von euch hält dieses Kapitel einige Tipps und Informationen bereit, die euch in dieser ganz besonderen Zeit ein wenig unterstützen können.

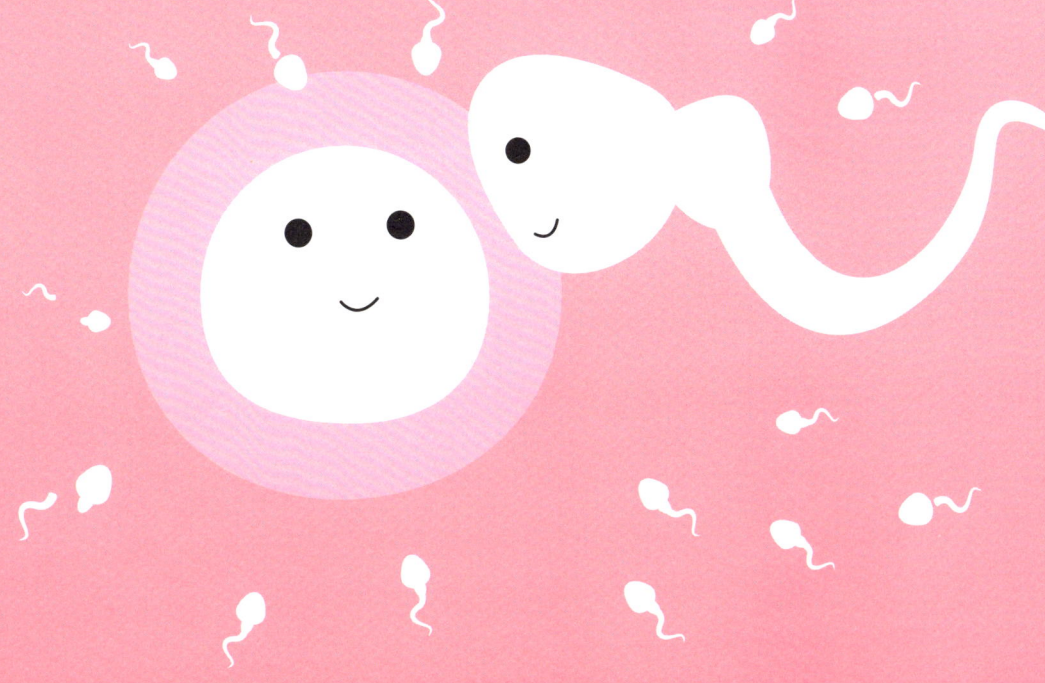

Eure Fragen

Wann ist der optimale Zeitpunkt für Sex, wenn ich schwanger werden will?

Das „Risiko", schwanger zu werden, begleitet uns Frauen wahrscheinlich seit unserer Teenie-Zeit. Doch ist es wirklich so einfach, schwanger zu werden? Man hört ja immer wieder von ungewollten Schwangerschaften. Doch werden wir älter und in uns wächst erst einmal der Kinderwunsch, hört man von mindestens genauso vielen Fällen, bei denen es einfach nicht klappen will mit dem Schwangerwerden und sehr lange dauert.

Also: Lässt sich der beste Zeitpunkt für Sex planen, um schwanger zu werden? Eigentlich ist diese Frage sehr einfach zu beantworten: Frauen sind nur um die Tage des Eisprungs fruchtbar – wenn man also schwanger werden will, sollte man in diesen Tagen Sex haben. Da stellt sich gleich die nächste Frage: Wie finden wir diese Tage heraus? Ebenso wichtig zu wissen ist: Wie lange überleben Spermien in der Vagina? Und: Wie lange ist eine Eizelle in der Gebärmutter fruchtbar?

Dass der Eisprung kurz bevorsteht, könnt ihr am einfachsten herausfinden durch die Beobachtung eures **Zervixschleims.** Der Zervixschleim ist der mal durchsichtig-feuchte, mal klebrig-weiße Ausfluss, den ihr während eures Zyklus im Slip oder beim Abwischen nach dem Gang zur Toilette bemerkt.

Direkt nach der Blutung haben wir einige Tage lang keinen Ausfluss. Um den zehnten Tag nach der Periode setzt er dann in meist cremiger bis hin zu klumpiger Konsistenz wieder ein. In den darauffolgenden Tagen verändert der Zervixschleim sich, wird immer flüssiger und klar wie Eiweiß. Wenn wir ihn zwischen die Finger nehmen und auseinanderziehen können, sich Fäden bilden, steht unser Eisprung kurz bevor. Parallel dazu wird die Scheide immer feuchter. **Eine grobe Faustregel lautet: Je feuchter und „glitschiger", desto besser. Also, für eine Schwangerschaft.**

Euer Körper bereitet sich so nämlich auf den bevorstehenden Eisprung vor und schafft die optimalen Voraussetzungen für die Befruchtung! Der beste Zeitpunkt für Sex, um schwanger zu werden, ist genau jetzt gekommen! Denn er liegt *vor* dem eigentlichen Eisprung.

Der Zervixschleim besitzt ähnliche Eigenschaften wie die männliche Samenflüssigkeit: Er ist ein Beförderungsmittel der Spermien hinauf in die Gebärmutter. Darüber hinaus schützt diese alkalische Flüssigkeit die Spermien vor dem sauren Milieu der Vagina. In diesem Milieu können Spermien besonders gut und lange überleben – bis zu fünf Tagen. Womit wir auch gleich unsere zweite Teilfrage beantwortet haben.

Das Ei ist nur maximal 24 Stunden nach dem Eisprung befruchtungsfähig. Hat sich die Eizelle erst einmal auf den Weg gemacht, hört der Körper schnell auf, Zervixschleim zu produzieren, und die Spermien dringen nicht mehr so gut zum Ei vor.

Natürlich gibt es auch noch andere Methoden, um die fruchtbaren Tage so genau wie möglich zu bestimmen. Dazu kann euch euer:eure Frauenarzt:ärztin mehr verraten.

Unsere Experten:innen empfehlen hier insbesondere, die **Temperaturmethode** mit der **Beobachtung und Analyse des Zervixschleims** zu kombinieren sowie natürlich immer darauf zu achten, wie der eigene Zyklus verläuft. Bei der Temperaturmethode misst die Frau ihre Körpertemperatur vor dem Aufstehen möglichst jeden Tag zur gleichen Zeit. Vor Beginn der Periode bis zum Eisprung ist die Temperatur etwas niedriger als nach dem Eisprung. Wenn die gemessene Temperatur höher liegt und oben bleibt, zeigt das an, dass der Eisprung vorüber ist. Die fruchtbaren Tage liegen also davor. Ebenso empfohlen werden auch **Ovulationstests,** die so genau wie möglich den monatlichen Eisprung (Ovulation) und somit die fruchtbaren Tage anzeigen. Dazu messen sie die Konzentration des luteinisierenden Hormons (LH), denn dieses steigt 24 bis 36 Stunden vor dem Eisprung deutlich an. Man kann diesen Wert auch mithilfe von technischen Hilfsmitteln messen, den sogenannten Zyklus-Computern, die natürlich etwas teurer sind.

Bei jeder Methode gilt: Je regelmäßiger der Zyklus ist, umso genauer sind die Ergebnisse. Aber eine einhundertprozentige Sicherheit gibt es nie.

Kann Frau vom berühmten Lusttropfen wirklich schwanger werden?

Ich erinnere mich noch gut daran, wie wir als Teenagerinnen davor gewarnt wurden, bereits vom Lusttropfen schwanger werden zu können. Aber stimmt das wirklich oder steht hinter dieser Warnung vielmehr eine Vermeidungsstrategie der Eltern und Lehrer:innen, um die Jugendlichen von zu frühem Sex abzuhalten? Und was genau ist dieser Lusttropfen eigentlich?

Ist euer Partner erregt und steht kurz vor der Ejakulation, bereitet der Körper den Weg für die Spermien ganz geschickt vor: Dazu sondert die Bulbourethraldrüse eine Flüssigkeit ab, die die Harn-Samenröhre auf den baldigen Durchfluss des Ejakulats vorbereitet*. Diese reguliert den dortigen pH-Wert spermafreundlich, reinigt die Harn-Samenröhre und fungiert gleichzeitig noch als Gleitmittel für die Spermien. Ja, die Natur ist einfach extrem clever.

Diese Flüssigkeit, auch Präejakulat genannt, kann in Form von kleinen Tropfen aus dem Penis austreten. Das ist der sogenannte Lusttropfen.

Das Präejakulat wird allerdings nicht im Hoden gebildet und enthält dementsprechend naturgemäß kein Sperma. Somit könnten wir an dieser Stelle feststellen, dass man vom Lusttropfen nicht schwanger werden kann. *Könnten.* Denn wenn lebensfähige Spermien vom vorherigen Samenerguss im Harn-Samenleiter zurückgeblieben sind oder durch die Erregung schon einzelne Samenzellen durch den Nebenhoden und den

---

*Tatsächlich dient die männliche Harnröhre nicht nur dem Transport von Urin, sondern ab einem bestimmten Abschnitt auch dem der Spermien.

Samenleiter ihren Weg in die Harn-Samenröhre gefunden haben, kann auch das Präejakulat eben diese Spermien transportieren. Das setzt natürlich voraus, dass es in den letzten Stunden oder zumindest Tagen zum Orgasmus eures Partners gekommen ist – ihr wisst ja noch: Bis zu fünf Tage können Spermien überleben.

Und genau aus diesem Grund kann der Lusttropfen Spermien enthalten, und Frau könnte von ihnen befruchtet werden – die Wahrscheinlichkeit ist jedoch sehr niedrig, denn die Menge dieser Spermien ist verschwindend gering. Allerdings reicht ja auch nur *ein* bewegliches, schnelles, gut ausgeformtes Spermium aus, um ein Ei zu befruchten. Voraussetzung ist dafür natürlich auch, dass es genau dann auf den Eisprung trifft, beziehungsweise die Zeit davor genau abpasst.

Lange Rede, kurzer Sinn für das Ende dieser Antwort: Eine Schwangerschaft durch den Lusttropfen ist zwar recht unwahrscheinlich, aber durchaus möglich.

Wenn ihr also die Kinderplanung bereits abgeschlossen habt oder sie aktuell nicht in eure Lebensplanung passt – obwohl es ja bekanntlich nie den richtigen Zeitpunkt gibt –, dann verlasst euch bitte nicht auf die berühmt-berüchtigte „Rauszieh-Technik" oder ein Kondom zu einem Zeitpunkt, an dem der Lusttropfen bereits ausgetreten sein kann.

Wie oft sollte ich Sex haben, um die Chance auf eine Befruchtung zu erhöhen?

Generell ist regelmäßiger Geschlechtsverkehr der beste Weg, um möglichst schnell schwanger zu werden, denn schließlich wissen wir nie so ganz genau, wann unsere fruchtbaren Tage sind. Eine Faustregel besagt, wenn wir **alle zwei bis drei Tage Sex haben,** ist die Chance sehr groß, einen dieser Tage zu erwischen und also schwanger zu werden. Die fruchtbarsten Tage sind in der Regel die zwei Tage direkt vor dem Eisprung, auch der Tag des Eisprungs selbst und bis zu zwölf Stunden danach. An diesen Tagen, wir wissen es bereits, ist der Zervixschleim spinnbar, und wir sind besonders feucht und „glitschig".

Ich bin ohnehin eine große Verfechterin davon, Sex, der für beide Seiten Spaß, Befriedigung, Zufriedenheit und Nähe mit sich bringt, als einen wichtigen Bestandteil einer guten Beziehung anzusehen. Ich weiß aber, dass es Menschen gibt, insbesondere Frauen, die sehen Sex vor allem als Mittel zum Zweck und lehnen ihn ansonsten eher ab. Ich finde das sehr schade und eine ungenutzte Chance für eine glückliche Partnerschaft (auch unabhängig vom Kinderwunsch) – darum hoffe ich, dass ich mit meinem Buch die eine oder andere ermutigen kann, Freude am Sexspiel mit ihrem:ihrer Partner:in zu finden.

Aber zurück zum Thema: Hilft viel viel? Ja – und nein. Regelmäßig Sex zu haben ist die einfachste und sicherste Methode, schnell schwanger zu werden. Immer vorausgesetzt, alle notwendigen Rahmenbedingungen stimmen. Da diese Regelmäßigkeit aber nicht erzwungen sein sollte, könnt ihr euch auch ganz gezielt die Tage rund um den Eisprung vornehmen. Hier besteht dann wieder die Kunst darin, diese auszurechnen.

Allerdings: Manchmal kann eine **gewisse Enthaltsamkeit auch von Nutzen sein.** Zum Beispiel kurz vor den fruchtbaren Tagen. Denn dann hat Mann so viel und fruchtbar-konzentriertes Sperma wie möglich in der Warteschleife parat. Die Menge an Ejakulat und damit an Spermien, die darin enthalten sind, sinkt nämlich, je häufiger Mann Sex hat. Mehr dazu und wie Mann die Qualität des Spermas erhöhen kann, lest ihr ab Seite 34. Wir sprechen hier aber wirklich nur von wenigen Tagen! In denen könntet ihr also versuchen, die Finger voneinander lassen – um dann richtig Vollgas zu geben. Am besten das aber auch „nur" einmal am Tag, um die Menge der Spermien so hoch wie möglich zu halten und nicht alle zu „verpulvern" an einem Tag, an dem womöglich gar kein Ei zur Mitfahrt einlädt.

Aber, hey, es soll uns hier nicht nur um die Spermienanzahl und die Konsistenz des Zervixschleims gehen, und wir wollen nicht anfangen, jeden Monat Rechenakrobatik durchzuführen. Die ganze Angelegenheit soll keine reine Pflicht sein und am Ende Stress bedeuten – am besten ist immer noch, einfach mit Spaß und Libido dranzubleiben. Vielleicht probiert ihr Verschiedenes aus in jedem neuen Zyklus. Versucht doch erst mal, mindestens jeden zweiten Tag Sex zu haben, und wenn das nach mehreren Zyklen nicht zur erhofften Schwangerschaft führt, bedient ihr euch an den weiter vorn genannten Berechnungsmethoden. So lernt ihr euren Körper erst mal viel besser kennen, erkennt, wann euer Eisprung ist, und könnt hoffentlich den Spaß am Sex weiter aufrechterhalten, sodass er nicht nur dem Zweck der reinen Befruchtung dient.

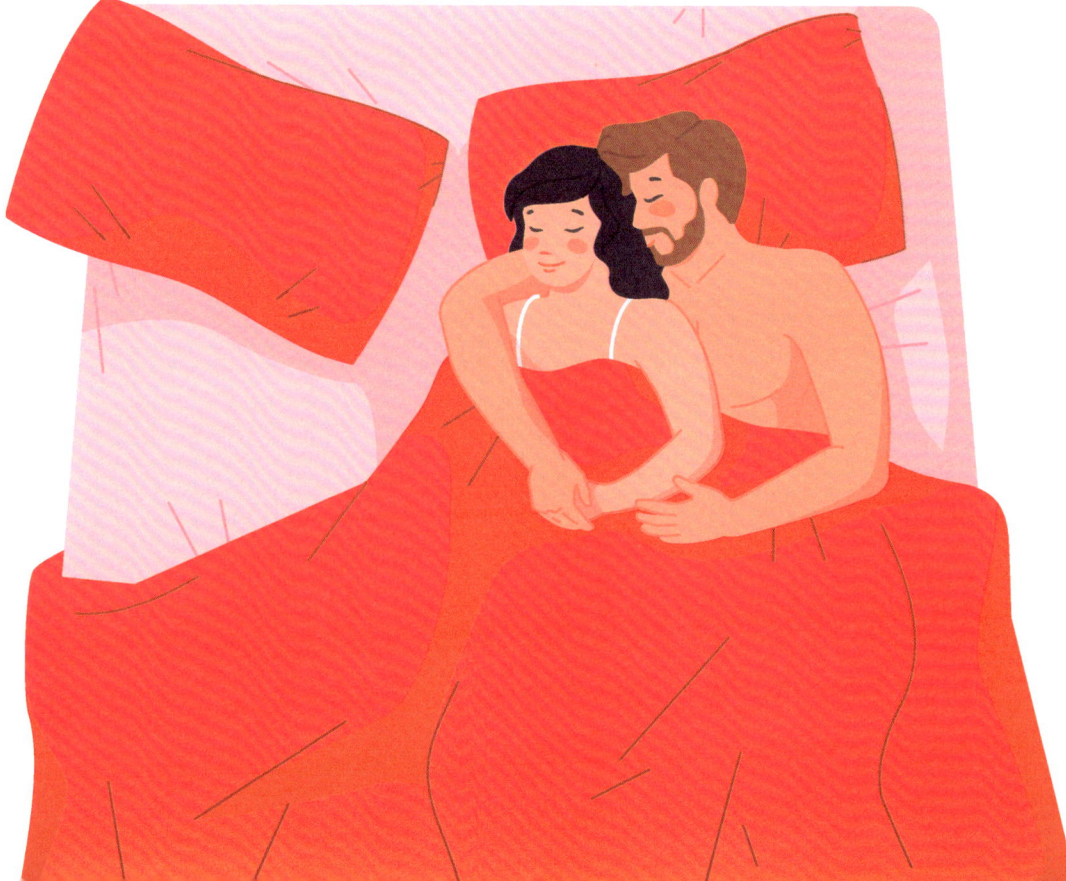

Kopfstand, Kerze, Kamasutra – wie wichtig ist die Stellung bei der Befruchtung?

Klar, die Spermien sollten auf dem schnellsten Weg zur Eizelle gelangen – ist es da nicht einleuchtend, eine Stellung zu wählen, die sie von vornherein möglichst nah an das zu befruchtende Ei heranbringt? Dazu noch als Frau das Becken hochgelegt und nach dem Sex liegen geblieben und zack, haben wir unser Bestes gegeben, den flinken Schwimmern die bestmögliche Strecke zu gewährleisten.

Glauben wir …

Doch in Wirklichkeit gibt es (noch) keine belastbaren Studien über die Richtigkeit dieser Annahmen. Allerdings auch keine über ihre Nicht-Richtigkeit. Und darum wird nach wie vor von verschiedenen Seiten angenommen, dass bestimmte äußere Bedingungen förderlich für eine Befruchtung sein können. Dazu zählt beispielsweise die Strecke, die die Spermien zur Gebärmutter zurücklegen müssen, aber auch, ihre Reise durch die Schwerkraft nicht unnötig zu verkomplizieren. Das heißt, Stellungen, in denen der Penis besonders weit in die Vagina eindringt, und solche, in denen die Frau liegt oder zumindest nicht steht oder sitzt, könnten, die Betonung liegt auf „könnten", von Vorteil sein.

Missionarsstellung
Während ihr auf dem Rücken liegt, dringt euer Partner über euch liegend in euch ein.

Doggystyle
Ihr liegt auf dem Bauch oder kniet auf allen vieren, während euer Partner von hinten in euch eindringt.

Löffelchen
Ihr liegt beide auf der Seite, euer Partner hinter euch, von dort dringt er in euch ein.

Butterfly
Ihr liegt auf einer erhöhten Ablage wie Tisch, Coach oder Ähnlichem. Euer Partner steht oder kniet vor euch, eure Beine liegen auf seinen Schultern, eure Hüfte ist etwas angehoben, sodass euer Partner gut in euch eindringen kann.

Von all diesen Stellungen gibt es natürlich viele spannende Varianten. Probiert einfach aus, was für euch am besten passt.

Kommen wir nun zu den optimalen Aufstiegschancen der Spermien auch nach dem Sex. Es erscheint auf den ersten Blick sinnvoll, dass sogar beide nach dem Höhepunkt einen Moment liegen bleiben, beziehungsweise, dass der Penis noch eine Weile in der Vagina verweilt. Wird der Penis direkt nach der Ejakulation herausgezogen, könnte er womöglich auch viele Spermien mit nach draußen schwemmen. Das klingt doch ganz danach, als solltet ihr nach dem Sex noch einen innigen Moment zusammen genießen.

Wenn der Mann dann aufstehen „darf", könnte die Frau noch eine Weile liegenbleiben und sogar ein paar akrobatische Übungen vollführen: Beine möglichst erhöht ablegen, ein Kissen unter den Hintern schieben oder vielleicht sogar einen Kopfstand machen? Alles ist erlaubt, um die Spermien in die Richtung zu drängen, in die sie sollen: zur Gebärmutter. Die Yogis unter euch können auch eine Kerze versuchen, die sogenannte Sarvangasana.

Auch wenn es logisch erscheint, dass diese Positionen nach dem Sex förderlich für eine erfolgreiche Befruchtung sein können, ist Fakt, dass die Natur es so eingerichtet hat, dass wir nicht darauf angewiesen sind. Selbst der Toilettengang nach dem Sex ist völlig unproblematisch. Die Spermien, die mit dem Urin weggespült werden, würden ohnehin aus der Vagina hinausgleiten. Denn von den vielen Millionen Spermien, die pro Samenerguss in die Vagina gelangen, schaffen es lange nicht alle. All das, was nach dem Sex, beim Aufstehen oder auf der Toilette hinausfließt, hätte es ohnehin nicht geschafft. Und die schnellsten Spermien sind zu dieser Zeit bereits bis zur Gebärmutter gereist, das dauert oft nur wenige Minuten. Diesen Spermien helfen Samenflüssigkeit und Zervixschleim zusätzlich dabei, dass sie nicht einfach wieder „herauspurzeln".

Worüber es sehr wohl wissenschaftliche Erkenntnisse gibt, ist, dass Lust, Spaß und Freude am Sex sich positiv auf die Befruchtung auswirken können: Hat der Mann mehr Lust, scheint sich dies tatsächlich positiv auf die Spermienbildung auszuwirken. Und auch der weibliche Orgasmus hilft, Spermien einfacher zur Eizelle zur bringen.

Halten wir also fest: Eine Position beim und/oder nach dem Sex, um eine schnellere und sicherer Befruchtung herbeizuführen oder sie gar zu garantieren, gibt es nicht. Zumindest nicht wissenschaftlich nachgewiesen. Die Natur hat sich geniale Mechanismen überlegt, die dafür sorgen, dass Spermien und Eizelle sich beggenen, ohne dass wir groß nachhelfen müssen. Denn beim Orgasmus bringt der Mann in der Regel die Spermien immer direkt Richtung Muttermund. Und zwar Millionen davon. Da braucht es keine weitere Hilfe. In den meisten Fällen. Denn die Fortpflanzung, unsere Gene an die nächste Generation weiterzugeben, ist das oberste Ziel aller Lebewesen.

Wenn ihr aber das Gefühl habt und auf Nummer sicher gehen wollt, dass eine bestimmte Stellung den Spermien auf ihrem Weg hilft oder ihr es euch nach dem Geschlechtsakt noch im Liegen gemütlich machen wollt, lasst euch von niemandem davon abhalten. Ich kann sehr gut verstehen, wenn ihr es mit oben genannten Sexstellungen versuchen wollt und dabei insgeheim hofft, dass diese nicht nur Spaß und bestenfalls euer beider Orgasmen bringen, sondern auch den Spermien einen Extra-Schubs geben. Denn auch, wenn nicht alles wissenschaftlich bewiesen ist, kann es trotzdem einen Einfluss auf uns haben. Nur bitte macht euch keinen zusätzlichen Stress, denn den gilt es möglichst zu vermeiden. Spaß und No-Stress sind am Ende wohl die eigentlichen Wundermittel.

Wirkt sich Stress wirklich negativ auf die Befruchtung aus?

Wir hören es immer wieder, und eigentlich wissen wir es auch alle: Stress wirkt sich negativ auf die Befruchtungschancen aus. Aber stimmt das eigentlich wirklich? Und wenn ja, warum ist das so? Schauen wir uns das doch mal genauer an.

Tatsächlich hat ein unerfüllter Kinderwunsch in der Regel zu 90 Prozent medizinische Ursachen. Aber bei 10 bis 15 Prozent der Paare können diese Gründe nicht nachgewiesen werden. Es müssen also andere Ursachen vorliegen. Vermutet wird dann oftmals emotionaler und psychischer Stress, der sich indirekt auf die Fruchtbarkeit auswirken kann.

Die Sorgen, die auftauchen, wenn wir nicht sofort schwanger werden, lasten oftmals sehr schnell schwer auf uns. Männern wie Frauen. Das führt zuallererst bei den meisten zu Lustlosigkeit in Hinblick auf Sex. Und dass das auf jeden Fall und eindeutig dem Kinderwunsch entgegensteht, liegt ja auf der Hand. Aber es gibt noch andere Auswirkungen von Stress, zum Beispiel auf den Hormonhaushalt des Körpers. Denn wenn unsere Psyche dauerhaft stark belastet ist und wir unter Druck stehen, schüttet unser Körper Stresshormone aus, die unter anderem unseren Zyklus stören können. Gerade der wird nämlich ausschließlich durch Hormone geregelt. Wenn zu wenig dieser für den Zyklus verantwortlichen Hormone ausgeschüttet werden, oder sogar gar keine, kann mitunter der Eisprung gar nicht stattfinden.

Auch bei Männern kann sich emotionaler Stress und Druck auf die Fruchtbarkeit ausüben. Denn auch hier kann er den Hormonhaushalt gehörig durcheinanderbringen. Eine mögliche Auswirkung ist zum Beispiel die Verschlechterung der Spermienqualität, sodass sie weniger beweglich sind, und es kann auch die Produktion der Spermien abnehmen.

Jetzt aber zu sagen: „Stress dich nicht", wenn man aber nun mal gestresst ist, scheint mir keine große Hilfe zu sein. Worauf ihr aber achten könnt, wenn ihr euch wegen der Befruchtung unter Druck fühlt, ist: ausreichend Schlaf (acht Stunden wären super), gesunde Ernährung, regelmäßige Entspannung auch im wilden Alltag, also sich kleine Ruheinseln auch über den Tag schaffen. Schaut dazu mal in die Yogaübungen in meinem Expertinnenteil ab Seite 40 in diesem Kapitel.

Lässt sich das Geschlecht des Babys beeinflussen?

Für viele Eltern ist es ein besonders spannender Moment, wenn die Gynäkologin fragt: „Wollen Sie das Geschlecht Ihres Babys wissen?" Bei unserem ersten Sohn war ein Ultraschallbild so offensichtlich, dass sich die Frage erübrigte. Bei unserem zweiten dagegen lebten wir eine Woche in dem Glauben, wir würden ein Mädchen bekommen, bevor sich dann doch herausstellte, dass wir einen zweiten Sohn erwarteten. Uns war das Geschlecht – wirklich – immer egal. Aber es gibt viele Menschen, die sich sehnlichst ein bestimmtes Geschlecht wünschen – und eine Menge dafür tun würden, damit es Wirklichkeit wird.

Und es gibt ja auch Theorien, nach denen wir mithilfe bestimmter Lebensmittel, Sexstellungen oder auch Mondphasen Einfluss auf das Geschlecht nehmen können. Diese Annahmen variieren allerdings stark in ihrer wissenschaftlichen Fundiertheit. Im Folgenden stelle ich euch zum einen eher gen Mythos tendierende Theorien vor und zum anderen wissenschaftlich unterfütterte Methoden.

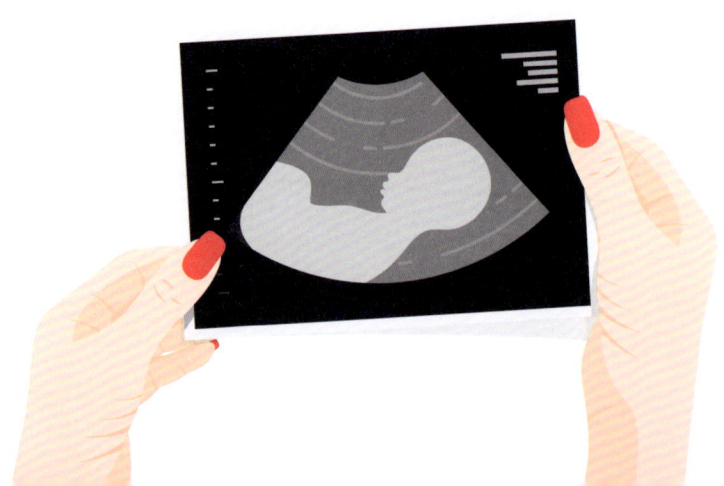

Der chinesische Empfängniskalender
Eine sehr alte Methode der Geschlechterbestimmung kommt aus China, sie soll vor etwa 700 Jahren für die Kaiserliche Familie und ihre Thronfolge entwickelt worden sein. Bei dieser Methode handelt es sich um den chinesischen Empfängniskalender. Anhand des Alters der Mutter und des Entbindungstermins des Babys wird das Geschlecht des Kindes vorherbestimmt (die Position des Mondes spielt dabei auch eine tragende Rolle). Angeblich hat diese Methode eine 85-prozentige Trefferquote. Professor Eduardo Villamor von der University of Michigan prüfte in einer Langzeitstudie bei über 2,8 Millionen Geburten über 30 Jahren die Treffgenauigkeit der Mondtabelle – und kam lediglich auf 50 Prozent. Immerhin, oder?

Spermien mögen keine Hitze
Wärme ist für Spermien im Allgemeinen nicht besonders förderlich (mehr dazu auf Seite 34), darum werden sie auch im Hoden produziert, der außerhalb des Körpers liegt und mit rund 34 Grad eine kühlere Temperatur hat als die Körpertemperatur. Nun wird von verschiedenen Seiten vermutet, dass explizit „weibliche" Spermien (also die mit dem X-Chromosom) noch weniger gut mit Hitze fertig werden als sowieso schon. Darum ist eine Überhitzung der Spermien zum Beispiel durch heiße Bäder nicht der richtige Weg, wenn ihr ein Mädchen zeugen wollt. Auch der Biologe Dr. Alexander Lerchi hat in einer Studie herausgefunden, dass in der wärmeren Sommerzeit offenbar mehr Jungs gezeugt werden als Mädchen, was die Theorie erhärtet. Wühlt man jedoch weiter, stößt man auch auf Stimmen, die das genaue Gegenteil behaupten. Sicher ist also wohl nur: (Große) Wärme wirkt sich insgesamt eher negativ auf die Samenproduktion aus, ob sich durch ihren gezielten Einsatz jedoch tatsächlich das Geschlecht des Babys beeinflussen lässt, ist zum aktuellen Zeitpunkt noch unklar.

pH-Wert der Vagina

Die Spermien mit dem Y-Chromosom, also die „männlichen", können hingegen nicht gut mit einem sauren Scheidenmilieu umgehen. Ist der pH-Wert der Vagina also eher sauer, haben die Spermien mit X-Chromosom eine bessere Chance. Aus diesen Informationen lassen sich wiederum gewisse Handlungsempfehlungen ableiten, die in Bezug auf den pH-Wert sinnvoll sind, jedoch (noch) nicht hinreichend durch Studien erhärtet. Wenn ihr aber einen besonderen Geschlechterwunsch habt, solltet ihr nichts unversucht lassen, finde ich.

Über die Ernährung können wir den pH-Wert der Vagina beeinflussen, sodass es möglich zu sein scheint, gezielt auf ein Mädchen oder einen Jungen hin zu essen. Na dann, guten Appetit!

Erhofft ihr euch einen Jungen, dann solltet ihr euch auf basische Lebensmittel wie z. B. Bananen, grünes Gemüse, Kartoffeln und Vollkornmüsli stürzen. Spielt ihr im Team „Mädchen", dann freundet euch mit einer eher fleisch- und fischlastigen Lebensweise an, auch Weißmehlprodukte und Zuckerzeug tragen zu einem sauren Scheidenmilieu bei. Allerdings nicht nur das, diese Art der Ernährung beeinflusst natürlich den gesamten Körper. Und da ist wichtig zu wissen: Bitte genießt insbesondere saure Lebensmittel nur in Maßen, denn eine Übersäuerung des Organismus tut dem Körper grundsätzlich nie gut.

Fun Fact: Tatsächlich führt der Orgasmus bei der Frau zu einem eher basischen pH-Wert der Vagina und erleichtert es damit den männlichen Spermien, ans Ziel zu kommen. Heißt das im Umkehrschluss, dass wir auf unseren Orgasmus verzichten sollten, wenn wir ein Mädchen bekommen wollen? Wohl eher nicht, denn der Orgasmus an sich verhilft allen Spermien dazu, leichter den Weg zum Eileiter zu überwinden.

Die Shettles-Methode
Die pH-Wert-Theorie hat indirekt etwas mit der bis heute am besten belegten Theorie zu tun, wenn es um die Geschlechtsbestimmung bei der Empfängnis geht, die von Dr. Landrum Shettles in den 1970er-Jahren entwickelt wurde und darum auch **„Shettles-Methode"** genannt wird. Dieser Theorie zugrunde liegt die nachweislich unterschiedliche Beschaffenheit und Schnelligkeit von Spermien mit X-Chromosom (die „weiblichen") oder Y-Chromosom (die „männlichen"). Shettles stellte fest, dass männliche Spermien kleiner, leichter, schneller, aber auch empfindlicher sind. Weibliche Spermien hingegen sind zwar robuster und beständiger (weswegen ihnen ein saurer pH-Wert vermutlich auch nicht so viel anhaben kann), aber eben auch schwerer, größer und langsamer. Daraus leitet sich die Erkenntnis ab, dass die männlichen Spermien unmittelbar um den Eisprung herum die besten Chancen haben, das Rennen zu machen. Zu diesem Zeitpunkt ist die Vagina durch den Zervixschleim besonders feucht, wodurch die schnellen, kleinen Y-Chromosomen an ihren Schwestern vorbeiziehen und schneller die Eizelle erreichen können. Heißt: **Sex sehr nah am Eisprung erhöht die Chance auf einen Jungen.**

Habt ihr mehrere Tage vor dem Eisprung Sex, ist es wahrscheinlicher, dass nur die langlebigen und durchhaltefähigeren X-Chromosom-Spermien überleben, bis sich die Eizelle schließlich auf den Weg macht und von ihnen befruchtet werden kann. Sprich: **Sex ein paar Tage früher erhöht die Chance auf ein Mädchen.**

Obwohl es einige Studien gibt, die die Effektivität der Shettles-Methode unterstreichen, muss auch hier „gewarnt" werden: Es handelt sich um keine garantierte Methode, um das Geschlecht des Babys bei der Befruchtung zu beeinflussen. Ich kenne selbst genügend Frauen, die genau vom Gegenteil überrascht wurden.

Am sauren Milieu vorbei
Und last, but not least, kommen wir noch mal zu den Sexstellungen: Hegt ihr den Wunsch nach einem Jungen, wird empfohlen, eine Stellung zu wählen, bei der der Penis so weit wie möglich in die Vagina eindringt, um ihr möglicherweise (und an sich eher) saures Milieu so weit wie möglich zu „überspringen". Umgekehrt gilt es, wenn ihr lieber ein Mädchen zeugen möchtet. Ich finde, diese Theorie klingt sehr interessant – und vor allem amüsant.

Am Ende bleibt mir, euch zu sagen, dass jede:r selbst wissen muss, welche der eben genannten Methoden und Möglichkeiten er und sie verfolgen, ausprobieren und letztendlich glauben möchte. Wie bei allen Mythen und Theorien steckt wahrscheinlich auch in jeder von diesen ein Funken Wahrheit. Für Extra-Spaß und Experimentierfreude im Bett ist es allemal wert, das ein oder andere auszuprobieren – ohne euch davon jedoch unter Druck setzen zu lassen und euch zu sehr auf etwas zu versteifen.

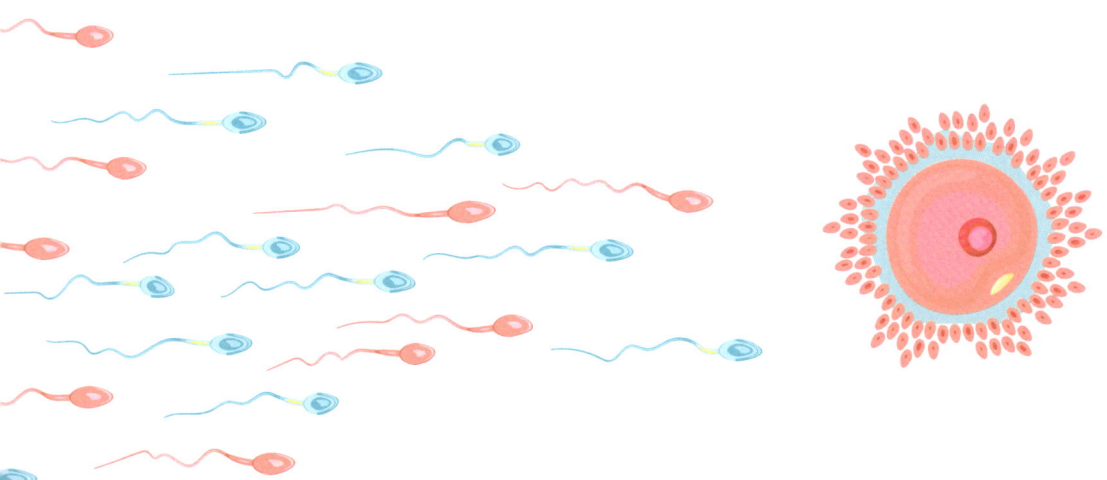

Die Sorgen der Partner:innen

Widmen wir uns einmal konkret den Sorgen und Ängsten der Männer: Wie gut ist mein Sperma? Bin ich noch männlich und „stark" genug, wenn es mit der Befruchtung nicht sofort funktioniert? Und: Kann ich mein Sperma verbessern? Solche und ähnliche Gedanken schwirren unseren Partnern während der Kinderwunschphase garantiert im Kopf herum. Und das zu Recht, denn natürlich spielen die werdenden Väter und ihre Fruchtbarkeit eine wichtige Rolle. Fünfzig Prozent, sozusagen. „Ein Mann kann immer", haben wir gelernt – aber bedeutet das auch, dass sein Sperma immer gleich „gut" ist? Kurzum: Worauf gilt es beim Sex (und möglicherweise davor) zu achten, wenn ein Kinderwunsch mitschwingt?

Ein Spermium ist das männliche Äquivalent zur Eizelle. Spermien werden durch die Stimulation eines Hormons, nämlich Testosteron, im Hoden gebildet. Und zwar Millionen am Tag, zwischen 70 bis ca. 100 Millionen. Pro Ejakulation werden ca. 35 bis 200 Millionen Spermien abgegeben.

Doch bis die Spermien so weit sind, ein Kind zeugen zu können, sprich, mittels Ejakulation ihre Reise Richtung Eizelle anzutreten, brauchen sie eine gewisse Reifezeit, die um die zehn Wochen dauern kann. Da aber täglich neue Spermien entstehen und damit laufend ausgereifte zur Verfügung stehen, stimmt es also, dass ein Mann jeden Tag „fruchtbar" ist. Vorausgesetzt natürlich, er *ist* fruchtbar. Aber dazu gleich noch etwas mehr.

Und genauso wie für euch, gilt auch für ihn: Erst einmal gehen wir davon aus, dass alles normal und gut funktioniert. Versucht also, gemeinsam ganz frei und mit Lust an eure Mission „Befruchtung" heranzugehen. Andernfalls kann es nämlich passieren, dass sich der eine oder andere Mann allein zuständig für die Befruchtung fühlt, und das baut enorm Druck auf, der wiederum zu Versagensängsten führen kann. Dieser psychische Druck kann sich dann sogar auf die Spermienqualität niederschlagen – die Beweglichkeit der Spermien wird deutlich eingeschränkt, und/oder ihre Produktion nimmt ab. Wir haben schon darüber gesprochen.

Da unsere Männer durchaus sehr sensibel sind, überlegt euch gut, ob ihr sie komplett in die Errechnung eurer fruchtbaren Tage einbeziehen wollt. Häufig ist es von Vorteil, die Tage, an denen es drauf ankommt, nicht zu sehr an die große Glocke zu hängen mit Sätzen wie: „Heute ist es so weit, heute brauchen wir ein besonders gutes Sperma!" Das führt im schlechtesten Falle dazu, dass seine Lust deutlich gemindert und der Sex zum Pflichtprogramm wird.

Natürlich gibt es auch die Männer, die dann besonders lustvoll sind und sich erst recht in ihrer Männlichkeit bestärkt fühlen.

Schaut euch am besten aufmerksam an, welcher Typ Mann euer Partner ist, und verhaltet euch dementsprechend.

Bei uns war es so, dass wir beide nicht zu hundert Prozent Bescheid wussten. Wir haben es da mit der Empfehlung unserer Hebamme in diesem Buch gehalten und einfach Spaß am Sex gehabt, unabhängig vom Wissen um die fruchtbaren Tage. So blieb automatisch dieses „Jetzt kommt es drauf an"-Gefühl aus.

Manchmal spielt uns die Natur leider einen Streich, und es will einfach nicht klappen mit der Befruchtung. Dann gibt es aber Mittel und Wege, unterstützend einzuwirken, anstatt sich damit abzufinden und sich in sein Schneckenhaus zurückzuziehen. Lässt eine Schwangerschaft bei euch also länger auf sich warten, solltet ihr mit eurem:eurer Arzt:in darüber sprechen. Denn andernfalls kann sich die Unsicherheit und Unzufriedenheit negativ auf eure Beziehung und insbesondere euer Sexleben auswirken.

Übrigens liegen die Gründe zur Hälfte bei der Frau und zur Hälfte beim Mann. Für den Mann gibt es mehrere Möglichkeiten, die eigene Fruchtbarkeit testen zu lassen. Viele Männer wollen dies jedoch nicht in Anspruch nehmen, da sie sich in ihrer Männlichkeit angegriffen fühlen. Wenn ihr das Gefühl habt, dass das auch für euren Partner zutrifft, sprecht offen und liebevoll mit ihm und erklärt ihm, dass es nichts mit ihm als Mann zu tun hat und nichts damit, dass seine Männlichkeit für euch infrage steht.

Verständnis füreinander nimmt den Druck
Ihr könntet euren Partner dazu motivieren, gemeinsam mit euch mehr über die männliche und weibliche Fruchtbarkeit zu lernen. Zum einen kann euch das gemeinsame Wissen und Verständnis füreinander als Paar näherbringen, zum anderen kann es euch den Druck nehmen. Denn zu wissen, dass zum Beispiel auch langsamere oder eine geringere Anzahl morphologisch ideal geformter Spermien mithilfe des Zervixschleims zum Ziel gelangen können und also absolut genügen, hilft häufig schon dabei, sich nicht schuldig zu fühlen und in Stress zu geraten. So könnt ihr euch hoffentlich beide zusammen den Spaß am Geschlechtsverkehr in der Kinderwunschphase bewahren. Gemeinsamer Spaß, gepaart mit Liebe und Verständnis, sind wohl die besten Voraussetzungen für eine zeitnahe Befruchtung. Mann kann sein Sperma aber auch testen lassen in Hinblick auf Anzahl, Mobilität und Beschaffenheit (Morphologie). Das Ergebnis der Untersuchung erhält man innerhalb weniger Tage. Wenn beim Spermiogramm Abweichungen von der Norm festgestellt werden – was nicht so selten ist –, heißt es, erst mal Ruhe bewahren. In der Regel wir dann ein zweites Spermiogramm erstellt, um mögliche Beeinträchtigungen am Tag der ersten Probe wie Stress, Schlafmangel, Infekte o. a. auszuschließen. Sollte das Ergebnis dem ersten gleichen, kann mit dem:der Arzt:in über mögliche Behandlungsmethoden gesprochen werden.

Darüber hinaus gibt es die Möglichkeit, selbst aktiv zu werden, um die Qualität des Spermas zu verbessern.

48 Stunden Sexpause
Eine sehr einfache und zielführende Option, um bei einer geringen Spermienanzahl Abhilfe zu schaffen, ist, das Ejakulat für 48 Stunden aufzusparen, bevor man miteinander schläft. Das heißt also, weder Masturbation noch Sex für zwei Tage, um dann die volle Manneskraft in euer Sexspiel einzubringen.

Sperma kühl halten
Eure Männer müssen sich nicht in einen Kühlraum setzen, bevor ihr das nächste Mal Sex habt, aber es sollte in jedem Fall Hitze vermieden werden. Wir haben bereits erfahren, dass Spermien im Allgemeinen keine zu große Wärme oder gar Hitze mögen. Darum sollte euer Partner auf (häufige) heiße Bäder und Saunagänge verzichten, lockere Unterwäsche tragen, den Laptop besser auf den Tisch als auf den Schoß stellen. Zu lange Autofahrten mit Sitzheizung können auch negativen Einfluss haben. Falls der Misserfolg bei der Befruchtung wirklich an zu viel Wärme liegen sollte, der die Spermien ausgesetzt waren, braucht es etwas Geduld, da die Ausreifung neuer Spermien wie vorher beschrieben ja einige Zeit (mehr als zwei Monate) in Anspruch nimmt.

Gesunder Lebenswandel
Eine vitamin- und mineralstoffreiche Ernährung mit viel Gemüse, Obst, Vollkorn, Fisch, Nüssen ist sehr zielführend. Auf fettige und zuckerhaltige Speisen sollte weitestgehend verzichtet werden, natürlich auch auf Alkohol, Nikotin und andere Drogen.

Ausreichend sportliche Betätigung ist immer von Vorteil, weil sie Übergewicht vorbeugt, das sich wiederum negativ auf die Qualität der Spermien auswirken kann.

Auch ausreichend gesunder Schlaf ist wichtig, um den Spermien einen gesunden Organismus zur Verfügung zu stellen, in dem sie so qualitativ hochwertig wie nur möglich gedeihen können. Das kann alles auch sehr gut dabei helfen, Stress zu reduzieren, von dem wir bereits wissen, dass er schlecht auf die Spermienqualität einwirkt.

Zu seinen Gefühlen stehen
Übrigens gibt es auch Männer, die sich Kinder gar nicht so sehr wünschen. Beziehungsweise wissen sie oft selbst nicht genau, was sie eigentlich wollen, und das verunsichert natürlich. In unserem patriarchalen Kulturkreis werden Jungs und Männer nämlich eher entmutigt, Gefühle zu zeigen, das ist „Mädchensache". Und so kommt es, dass viele Männer gar keinen Zugriff auf ihre eigenen Wünsche und Gefühle haben, geschweige denn, dass sie darüber sprechen könnten oder würden. Das macht es natürlich nicht leichter, wenn es mit der Befruchtung nicht gleich klappen sollte, sich dem „Problem" auf der Gefühlsebene zu nähern. Aber vielleicht hilft es schon, wenn wir hier einmal darüber gesprochen haben und ein Bewusstsein für das Thema da ist …

Der eine oder andere Mann mag vielleicht sogar erleichtert sein, wenn es mit der Befruchtung nicht klappt – wird aber einen Teufel tun und seine Partnerin darin einweihen. Da steht dann natürlich ein riesengroßer unausgesprochener Klotz zwischen den Partnern:innen.

Und sollte am Ende tatsächlich festgestellt werden, dass euer Partner unfruchtbar ist, verliert nicht die Hoffnung. Natürlich werdet ihr euch dann einen anderen Weg überlegen müssen, um euren Kinderwunsch zu erfüllen. Doch den gibt es auch. Das führt nun aber zu weit und würde die Seitenzahl und auch das Thema dieses Buches sprengen.
Und außerdem gibt immer wieder Wunder … Hoffentlich schafft ihr es trotzdem, euch den Spaß am Sex nicht nehmen zu lassen, denn er ist so viel mehr als reine Fortpflanzung.

Die Experten:innen

Kinderwunsch-Workout – meine Tipps

Was hat Sport in diesem Buch zu suchen?, fragt ihr euch vielleicht. Nun ja, sowohl Sex als auch Sport haben einen positiven Einfluss auf unser Gemüt. Wir fühlen uns entspannter, zufriedener und auch glücklicher, wenn wir uns bewegen und Sex haben. Damit ist kein extremer Leistungssport gemeint oder Sex, der verletzende oder sehr extreme Techniken beinhaltet. Denn dann wird auch das zum puren Stress für den Körper.

Ein auf euch angepasstes Sportprogramm und für euch als „normal" empfundener Sex haben jedoch einen wissenschaftlich nachgewiesenen positiven Effekt auf euren Körper, eure Stimmung und wirken sich damit auch positiv auf die Kinderwunschphase aus. Denn sowohl beim Sport als auch beim Sex werden Glückshormone freigesetzt wie Oxytocin und Dopamin.

Oxytocin ist unser „Kuschelhormon", welches Angst und Stress reduziert und zum Beispiel auch beim Orgasmus freigesetzt wird, aber auch generell bei körperlicher Nähe.

Dopamin wirkt beglückend und mindert Müdigkeit und Hungerattacken. Bereits 20 Minuten lockeres Joggen oder ein vergleichbares Training reichen aus, um den Dopaminspiegel anzuheben und uns zum sogenannten „Runner's High" zu führen. Das ist dieser schmerzfreie und geradezu euphorische Gefühlszustand, der einen alle Anstrengung vergessen lässt und uns das Gefühl gibt, wir könnten das, was wir da gerade tun, noch stundenlang weitermachen. Außerdem wirken wir durch viel Bewegung automatisch starken Gewichtsschwankungen und Übergewicht entgegen. Beides ist gar nicht förderlich, um schwanger zu werden. Ein erhöhter Körperfettanteil stört den Zyklus und kann so einen negativen Effekt auf die Fruchtbarkeit haben.

Solltet ihr euch während der Kinderwunschphase, warum auch immer, gestresst fühlen, könnt ihr mithilfe von Sport einen Ausgleich schaffen – und so hoffentlich auch wieder mehr Lust beim Sex empfinden.

Ich stelle euch gleich ein passendes 10- bis 20-minütiges, kurzes Kraft-Ausdauer-Workout vor, das ihr überall durchführen könnt. Ganz nebenbei stärkt dieses Workout euer Körpergefühl – eine tolle Vorbereitung auf die hoffentlich bald anstehende Schwangerschaft und auch die Zeit danach. Und ein wichtiger Faktor, um Sex als besonders schön und intensiv erleben zu können.

„Mäßig, aber regelmäßig" ist mein Motto beim Sport. Denn wenn ihr regelmäßig Sport treibt, fühlt ihr euch in eurem Körper wohler, eurer Seele geht es auch besser, und ihr seid weniger gestresst. Wenn ihr besser drauf seid, habt ihr auch mehr Lust auf Sex. Öfter Sex zu haben und nicht nur während der fruchtbaren Tage, vermindert nochmals euer Stresslevel. Und ein geringeres Stresslevel hat wiederum Einfluss auf die Wahrscheinlichkeit, schwanger zu werden. Und natürlich, dass ihr so oft Sex habt!

Jetzt habe ich euch hoffentlich genügend dazu motivieren können, euren Weg und eure Zeiten zu finden, an denen ihr regelmäßig sportlich sein (und Sex haben) könnt.

Ich möchte euch jetzt einen kurzen Fitnesszirkel an die Hand geben, der eure Hüfte samt eurem Becken in den Fokus rückt, denn diesen Bereich wollen wir besonders kräftigen und mobilisieren. Ich nenne ihn den „Hips on Fire"-Zirkel, weil er eure Hüfte (und euer Becken) so richtig schön fordert.

Daran schließt noch ein Zirkel an, der eher eurer Entspannung dient und zur Stressregulierung beiträgt. Die darin enthaltenen Übungen sind aus dem Yoga.

Die Übungen

„Hips on Fire"-Zirkel

Haltet bitte jede Übung 30–45 Sekunden und geht dann direkt in die nächste Übung über. Wenn ihr alle Übungen einmal durchgemacht habt, pausiert bis zu einer Minute und hängt eine zweite und eine dritte Runde dran.

KNIESTAND-POWER

1. Eure Ausgangsposition: Ihr kniet auf dem Boden und setzt den Hintern auf den Füßen (oder dazwischen) ab. Ein Kissen unter den Knien kann hilfreich und angenehm sein.

2. Von hier aktiviert ihr euren Beckenboden (alle drei Schichten, wenn ihr das schon kennt und könnt, ansonsten bringt ihr die Sitzbeinhöcker zueinander und zieht sie nach oben). Wenn ihr wollt, könnt ihr die Arme in einem rechten Winkel anheben und die Hände zusammenführen.

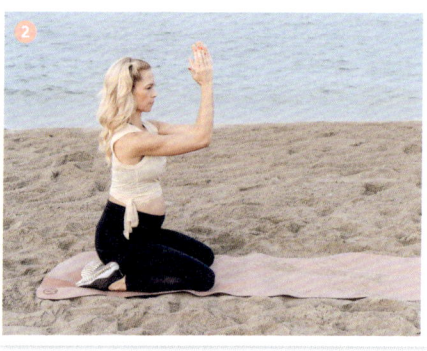

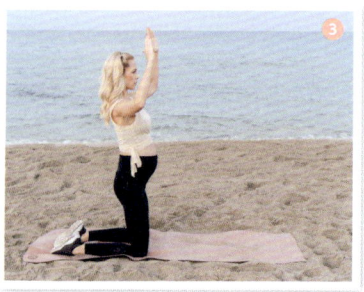

3. Nutzt die Kraft, um von der abgesetzten Position in den Kniestand zu kommen. Die Arme könnt ihr ein Stück strecken.

4. Setzt euch dann wieder ab.

SEITLICHE PLANKE MODIFIZIERT – KNIE ZUM ELLBOGEN

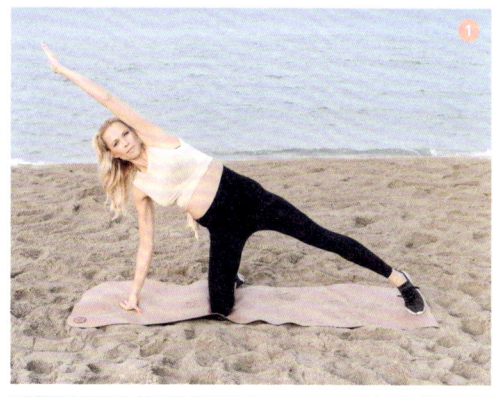

1. Stützt euch auf einer Seite auf dem Knie und dem ausgestreckten Arm ab (danach kommt die andere dran). Das obere Bein ist ausgestreckt, der Fuß berührt noch den Boden. Wichtig: Schulter, Hüfte und Knie bilden eine Linie. Euer oberer Arm ist über den Kopf ausgestreckt.

2. Hebt nun das obere Bein ausgestreckt an.

3. Winkelt das Bein dann an und führt es zu einem leichten Crunch mit dem Ellenbogen zusammen.

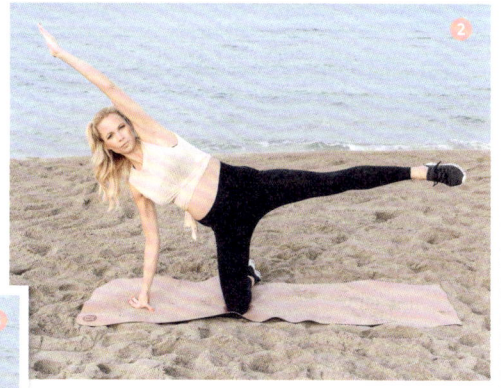

4. Wiederholt die Übung auf der anderen Seite.

STEP IM VIERFÜSSLER-STAND

1. Unsere Ausgangsposition ist der Vierfüßlerstand: Ihr kommt auf alle viere, die Beine sind hüftbreit auseinander, die Hände liegen unter den Schultern, die Handflächen zeigen nach vorn.

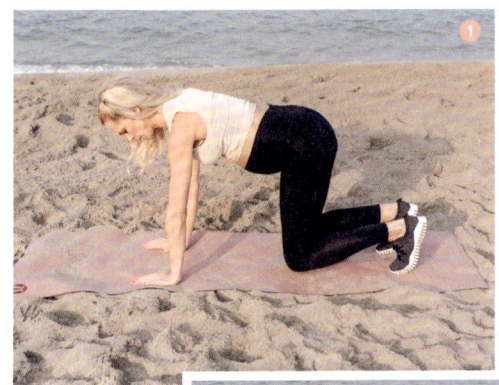

2. Wer möchte, bleibt mit den Knien am Boden. Alle anderen heben die Knie leicht vom Boden ab und kommen in die sogenannte Bear-Position.

3. Spannt nun Beckenboden und Bauch an und macht im Wechsel Schritte mit dem einen und anderen Bein ein Stück zur Seite.

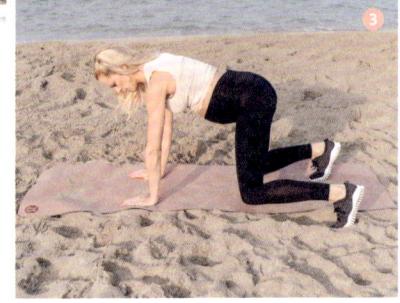

Entspannungs- und Anti-Stress-Zirkel

Nun folgen einige Atem- und Entspannungsübungen aus dem Yoga, die ich euch ans Herz legen möchte. Diese Übungen sollen sogar bei Unfruchtbarkeit in einem Zeitraum von 6 bis 12 Monaten helfen. Ob das wirklich der Fall ist, wissen wir nicht, aber warum sollten wir es nicht ausprobieren, um die Chancen auf eine Schwangerschaft zu erhöhen? Die Übungen sind in jedem Fall sehr hilfreich, um zu entspannen. Probiert sie doch einfach mal aus, zwischendurch oder am Ende eines Sport-Workouts.

Plant für alle folgenden Übungen je ca. 45 Sekunden ein und steigt dann in die nächste Übung ein, sodass ein Entspannungs- und Anti-Stress-Workout-Zirkel entsteht. Ihr könnt auch mit einem Timer arbeiten. Führt gern ein bis zwei Runden durch.

Intensiviert werden können alle Übungen durch bewusste Atmung. Hier gilt es, tief in die Bauchgegend einzuatmen und dann ruhig durch den halb geöffneten Mund auszuatmen.

Gern könnt ihr die Übungen auch mit einer euch bekannten Beckenbodenatmung verbinden. Oder schaut mal in die Übungen zur Stärkung und Entspannung eures Beckenbodens in den anderen Expertinnenteilen von mir, zum Beispiel ab Seite 88 zur Schwangerschaft oder ab Seite 136 nach der Geburt.

BRÜCKE

Diese Position dehnt Nacken, Rücken, Brust und Hüfte und verbessert die Durchblutung. Sie hilft, Stress und leichte Depressionen abzubauen.

1. Legt euch auf den Rücken. Stellt die Beine auf, die Füße stehen hüftbreit auseinander, die Beine sind angewinkelt, die Arme liegen locker neben dem Körper, die Handflächen nach unten.

2. Nun drückt ihr euer Becken nach oben. Gern könnt ihr euch Wirbel für Wirbel hochrollen.

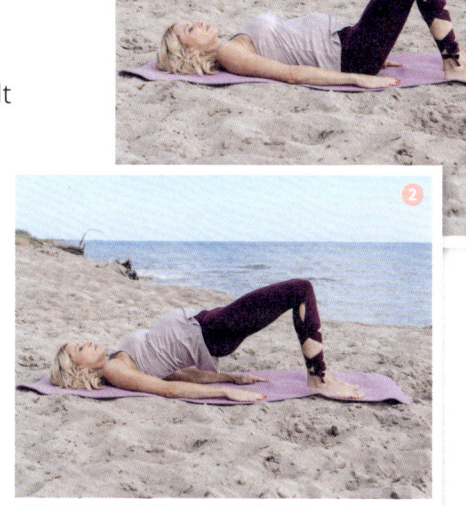

LOTUSSITZ

Diese Übung hilft euch, im Geist ruhiger und entspannter zu sein, mehr eins mit euch selbst. Außerdem trainiert ihr damit eure Beckenbodenmuskulatur.

1. Startet im Schneidersitz. Wer mag, kann auch die Füße auf das jeweils andere Bein ablegen. Die Hände liegen auf den Knien ab, mit den Handflächen nach oben. Wichtiger als der korrekte, fast schon akrobatische Lotussitz ist mir, dass ihr aufrecht sitzt, sodass euer Atem durch den Oberkörper fließen kann.

2. Jetzt atmet tief in Brust und Bauchraum ein. Stellt euch nun eine Kordel vor, die von der Vagina über den Bauchnabel und noch weiter hoch Richtung Brustbein führt, mittig durch euren Körper hindurch, bis sie aus dem Scheitelpunkt des Kopfes wieder austritt. An dieser Kordel hängt unten eine Kugel, eine Art Talisman und den wollt ihr nun nach oben und durch euren Körper hindurch ziehen. Atmet aus und „zieht" bewusst nach oben. Diese Übung hilft euch vereinfacht, die drei Beckenbodenschichten anzuspannen.

Gern könnt ihr es aber auch so machen: Zieht beim Ausatmen die unteren Körperöffnungen zusammen, stellt euch dann vor, etwas durch sie nach oben zu ziehen (äußere Beckenbodenschicht), zieht dann die Sitzbeinhöcker zusammen und ebenfalls nach oben (mittlere Beckenbodenschicht) und zieht zusätzlich den Bauchnabel Richtung Brustbein und zeitgleich das Steißbein Richtung Scheitelspitze (obere Beckenbodenschicht).

Welche Variante ihr auch immer wählt, lasst beim Einatmen alles wieder Schritt für Schritt los, also nach unten gleiten. Wiederholt die Übung ein paarmal und konzentriert euch dabei ganz auf eure Atmung, atmet langsam und tief, ohne verspannt zu sein.

3. Wer mag, dreht diese Atemtechnik jetzt einmal um. Ihr atmet also ein (nicht aus!), wenn ihr die Kordel mit dem Talisman nach oben zieht, oder schließt alternativ beim Einatmen die unteren Körperöffnungen und zieht nach oben, zieht dann die Sitzbeinhöcker zusammen und nach oben, den Bauchnabel Richtung Brustbein, während das Steißbein Richtung Scheitelspitze wandert. Beim Ausatmen lasst ihr sanft den Talisman wieder „aus dem Körper fließen".

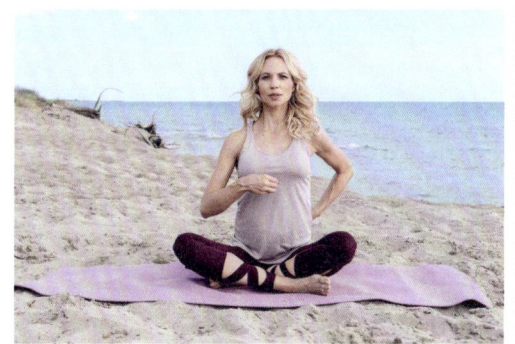

KOBRA

Diese Übung dehnt und öffnet Brust, Bauch, Lunge und Schultern. Zusätzlich verbessert sie die Blutzufuhr zu eurem Beckenbereich und anderen Organen.

1. Legt euch auf den Bauch, die Nasenspitze zeigt zum Boden. Winkelt die Arme an und nehmt sie ganz nah an den Körper, die Ellenbogen liegen unter den Schultern. Atmet tief ein.

2. Beim Ausatmen drückt ihr nun den Oberkörper nach oben, bis die Arme ausgestreckt sind. Zur Verstärkung könnt ihr die Wölbung im Nacken nach hinten verlängern. Drückt dabei die Füße, Beine und Hüfte sanft in den Boden.

KINDSPOSITION

Diese Übung wirkt belebend auf euren Körper und hilft, euch zu entspannen. Sie öffnet eure Hüfte und bringt den Geist zur Ruhe. Ich kann sie besonders bei Stress und Müdigkeit empfehlen.

1. Kniet euch hin und setzt den Hintern auf den Füßen ab. Beugt nun den Oberkörper so weit nach vorn, wie es angenehm ist. Ihr könnt die Beine auch etwas auseinandernehmen, wenn sich das besser anfühlt. Die Arme liegen entweder ausgestreckt dicht am Körper an der Seite, Hände Richtung Füße, oder aber ihr streckt sie weit nach vorn hin aus.

2. Auch in dieser Position gilt es wieder, tief ins Körperinnere einzuatmen, Bauch und Seiten dürfen und sollen sich dabei nach außen weiten, dann ausatmen.

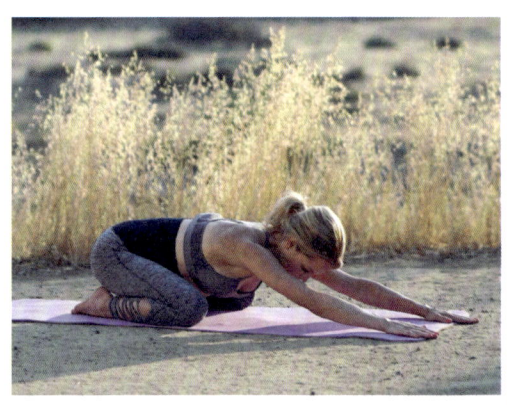

❗ Wenn ihr eure Orgasmen bereits jetzt intensiver erleben wollt, dann startet gleich mit einer Beckenbodeneinheit. Die ist aber als Bonus zu den eben vorgestellten Übungen zu verstehen. Dazu eignen sich die Übungen, die ich in den nächsten drei Kapiteln in meinen Expertinnenteilen vorstelle.

Worauf sollte man in der Kinderwunschphase beim Sex achten?

Habt Sex und genießt es! Klar kann man den Zeitpunkt ungefähr berechnen und abwarten, zu dem die Wahrscheinlichkeit, schwanger zu werden, erhöht ist. Dafür gibt es beispielsweise die Ovulationstests. Das Beste ist aber, wenn ihr euch damit nicht stresst und unter Druck setzt. Wer auf den Terminplaner verzichten will: nach Gefühl und einfach machen!
Claudia Leder-Appiah, Hebamme

Versucht euch nicht zu sehr auf eure Wunschvorstellung zu fixieren. Vermeidet die psychische Verknüpfung von Glücklichsein und einem Ereignis, das dafür erst passieren muss. Wenn ihr verinnerlicht, dass ihr jetzt und zu jedem Moment ein vollwertiger Mensch seid, verringert das den Druck darauf, dass es so schnell wie möglich mit einer Schwangerschaft klappen soll. So könnt ihr offen sein für das, was dann eventuell und ohne Zwang kommt. Das hilft übrigens auch den angehenden Vätern, nicht unter psychischen Druck zu geraten. Macht euch klar: Ein Kind macht nicht glücklich. Glück entsteht in dir, wenn du liebevoll und annehmend auf dich und dein Leben schaust.
Aino Simon, Paartherapeutin

Wie habt ihr den Sex in der Kinderwunschzeit empfunden?

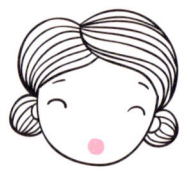

„Ich genieße es schon, aber der Raum des ‚Produzierens' nimmt immer mehr Platz ein."

„Als wunderschön – endlich nicht verhüten müssen!"

„Man macht nach einer Weile immer mehr dafür (Medikamente, Kerze usw.)."

„Etwas unter Druck."

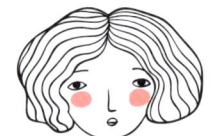

„Aufgeregt, gespannt, voller Vorfreude."

„Es war sehr romantisch, kein Druck – hat halt auch beim ersten Versuch geklappt."

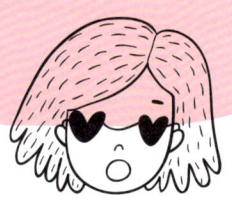

„Wie immer."

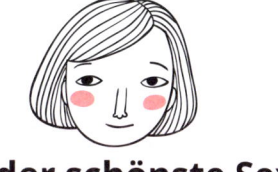

„Das war der schönste Sex."

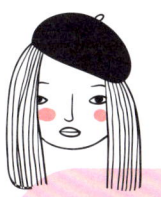

„Am Anfang produzieren, zum Ende wurde es aber entspannter und lustvoller."

„Bewusster wahrgenommen. Es passierte öfters und gezielter vom Timing."

„Zucht-bulle."

„Teilweise nicht romantisch. Es MUSSTEN die Tage ausgenutzt werden, die fruchtbar waren."

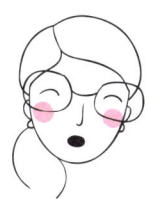

„Er war ausgefallen. Montag bis Sonntag ist er ausgefallen."

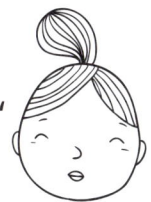

„Schön, aufregend, es war anders und ganz besonders."

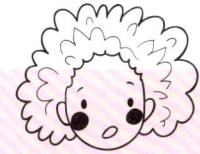

„Jeden Monat wurde ich optimistischer."

„Gar nicht unter Druck."

SCHWANGERSCHAFT

Neue Sexdimensionen in der Schwangerschaft

Die Schwangerschaft ist nicht umsonst in Trimester eingeteilt. Dass während der Schwangerschaft die Hormone verrücktspielen, ist ja allgemein bekannt, aber sie tun es eben in jedem Trimester häufig komplett anders. Das hat viele Auswirkungen auf uns und unseren Körper, in diesem Buch geht's aber vor allem um eins: unsere Lust. Und darauf konzentrieren wir uns also auch in diesem Kapitel.

Auch meine Hormone haben in beiden Schwangerschaften ziemlich den Ton angegeben. Während ich im ersten Trimester viel weniger Lust auf Sex hatte als normalerweise, sind meine Hormone diesbezüglich im zweiten Trimester regelrecht mit mir durchgegangen. Und auch auf der Zielgeraden, im dritten Trimester, wurde meine Libido kaum weniger, allerdings war hier der Bauch um ein Vielfaches größer, und damit waren manche Stellungen nicht mehr so einfach zu meistern. In solchen Momenten ist dann eben Kreativität gefragt …

In meiner ersten Schwangerschaft habe ich ja erst zum Ende des ersten Trimesters festgestellt, dass ich überhaupt schwanger bin. Eigentlich merkwürdig, denn immerhin litt ich an Ganztags-Übelkeit und fühlte mich auch enorm erschöpft … Ich habe das aber irgendwie nicht mit einer möglichen Schwangerschaft in Verbindung gebracht, weil die Übelkeit nicht sonderlich stark war. Allerdings hatte ich nicht so viel Spaß am Sex wie normalerweise – kein Wunder, eigentlich. Irgendwann ließ ich mich dann doch einmal untersuchen, um herauszufinden, was mit mir los war – aber über zwei Monate kam kein:e Arzt:in darauf, was der Grund für mein allgemeines Unwohlsein sein könnte. Bis mir dann irgendwann selbst dämmerte: „Könntest du schwanger sein?" Und siehe da: Der Test, den ich natürlich sofort machte, war positiv! Als ich das meiner Mutter erzählte, war sie erleichtert, dass ich „einfach nur" schwanger war, denn sie hatte sich wirklich Sorgen um mich gemacht. Und auch ich hatte mich schon gewundert, was mit mir, meinem Körper und auch meiner Libido los war.

Mit dieser bahnbrechenden Erkenntnis änderte sich auch erst mal unser Selbstverständnis für Sex. Insbesondere mein Mann machte sich Gedanken, ob wir dem Kind durch Sex und gezielt die Penetration schaden könnten. Ich war vor allem verunsichert, was meine Fitnesseinheiten anbelangte – was durfte ich noch machen, was sollte ich besser bleiben lassen?

Die restliche Schwangerschaft komplett ohne Sex und Sport war für uns jedoch undenkbar, darum galt es, diese Unsicherheiten schnellstmöglich aus dem Weg zu räumen. Ich weiß gar nicht, wie mein Körper und ich reagieren würden, wenn ich nicht mehr ausreichend Bewegung (und Sex) hätte, ehrlich gesagt … Ich bin sicher, ich wäre völlig unausgelastet und im Umgang alles andere als einfach. Ihr wisst ja noch: Sport und Sex haben beide diese Wirkung auf uns: Sie entspannen uns und lassen uns besser drauf sein. Zudem lässt sich sowohl mit Sex als auch mit bestimmten Fitnessübungen der Beckenboden ganz wunderbar trainieren. Und natürlich hält uns auch beides fit, was gerade für die Schwangerschaft und die Geburt immanent wichtig ist, denn sie sind mit einem Marathonlauf vergleichbar. Genau diese Annahmen bestätigte mir dann glücklicherweise auch mein Frauenarzt und beruhigte uns, dass zumindest Sex das Baby nicht gefährden könne. Und beim Sport müsse ich das Programm ein wenig an die verschiedenen Trimester anpassen. Wie genau, da sind sich dann aber lange nicht alle Fachmänner und -frauen einig, und doch habe sie alle gut gemeinte Ratschläge – ein Grund übrigens, warum ich das Mama-Fitness-Programm MOVE IT MAMA ins Leben gerufen habe, mein Leitfaden für euch, sozusagen.

Mit diesem Wissen im Gepäck ging ich dann vier Jahre später in die zweite Schwangerschaft. Dieses Mal litt ich im ersten Trimester unter extremer Müdigkeit, hinzu kam wieder die Übelkeit. Ein seichtes Sportprogramm half mir häufig, morgens überhaupt auf die Beine zu kommen.

Den Sex empfand ich in diesem ersten Trimester völlig anders als beim letzten Mal und als sonst sowieso. Ich musste mich jedes Mal regelrecht erst wieder an die Berührungen gewöhnen. Statt sie als angenehm zu empfinden, brauchte ich stets einen Moment, um sie überhaupt genießen zu können. Trotzdem hatten wir regelmäßig Sex. Manchmal habe ich aber bevorzugt, nur meinen Mann zu befriedigen.

Ihr seht: Ich bin nur *eine* Frau, und schon bei mir war mein Verlangen im ersten Trimester meiner zwei Schwangerschaften ganz verschieden. Genauso hat jede Frau andere Empfindungen, mehr oder weniger oder gar keine Lust auf Sex in der Frühschwangerschaft. Wie viel Intimität ihr haben wollt in dieser oft nicht leichten Phase, bleibt ganz und gar euch überlassen. Versucht aber, euren:eure Partner:in in eure Gedanken mit einzubeziehen, denn er:sie weiß nicht, was ihr gerade durchmacht. Wir wollen doch bitte keine Beziehungskrise schüren am Anfang einer so besonderen Zeit.

Die Experten:innen bestätigen es übrigens: Es ist ganz normal, dass die Lust im **ersten Trimester** drastisch reduziert ist, das liegt vor allem an der Übelkeit und der extremen Müdigkeit, unter der einfach die meisten Schwangeren vor allem in den ersten drei Monaten leiden. Und auch unsere Hormone haben einen bedeutenden Effekt auf unsere Stimmung. Ihretwegen verändert sich auch der Körper meist gleich zu Anfang der Schwangerschaft sehr: angefangen bei häufig größeren und sehr empfindlichen Brüsten bis hin zu angeschwollenen Schamlippen. Eine Fitnesstrainerin „warnte" mich, als ich mit unserem ersten Sohn schwanger war: „Deine Vagina wird anschwellen, es wird aussehen wie ein Blumenkohl. Das sieht nicht schön aus." Oje, keine besonders rosigen

Aussichten. Aber ich erinnere mich auch daran, wie der Satz weiterging, und das bestärkte mich: „Aber wenn du erst einmal die Leidensstrecke der Frühschwangerschaft hinter dich gebracht hast, fühlen sich der Sex und insbesondere der Orgasmus viel intensiver an." Das lässt uns doch hoffen! Denn die bessere Durchblutung während der Schwangerschaft und der dadurch geschwollene Intimbereich führen in der Regel zu einem gesteigerten Lustempfinden. Aber eben eher erst ab dem zweiten Trimester.

Ich sehe diese Anfangszeit der Schwangerschaft als die Schwierigste an, körperlich und emotional. Aber denkt daran, **es wird besser, wenn ihr die ersten drei Monate überstanden habt.** Und bitte verzichtet nicht komplett auf Intimität, denn wer einmal rastet, der rostet. Ich würde euch also nicht dazu raten, monatelang auf Sex zu verzichten. Das macht euch zusätzlich zum hormonbedingten Gefühlschaos während der Schwangerschaft nur noch unzufriedener und unausgeglichener.

    Ich kann euch nur ermutigen, auszuprobieren, was euch in dieser Zeit gefällt, und es zuzulassen. Behutsam und Stück für Stück. Denn so gebt ihr eurem Körper eine Chance, und plötzlich fühlt es sich doch wieder richtig gut an. Vielleicht reicht euch auch, ein bisschen zu kuscheln und der Austausch von sanften Zärtlichkeiten, wenn die Libido gerade nicht so gut in Form ist. Ich kenne aber auch Frauen, denen sogar das in den ersten Wochen oder gar Monaten der Schwangerschaft zu viel ist. Dann ist auch das in Ordnung, natürlich.

    Ich möchte euch an dieser Stelle von Herzen raten: Sprecht mit eurem:eurer Partner:in über eure veränderten Empfindungen und Empfindlichkeiten. Denn oftmals sind die Partner:innen stark verunsichert, wenn ihr euch zurückzieht, und insbesondere Männer hadern mit ihrer Männlichkeit und ihrer eigenen Attraktivität. Aber auch in lesbischen Beziehungen kann sich eure Partnerin zurückgesetzt fühlen, weniger wichtig, vielleicht zweifelt sie an eurer Liebe und Zuneigung zu ihr oder aber sie sucht den Fehler bei sich und wird unsicher. Schön ist, wenn ihr diesen Weg gemeinsam gehen könnt und euch gemeinsam weiterentwickelt – auch in eurem Selbstverständnis für Sex.

Wie schon angedeutet, änderten sich meine Lust und mein Empfinden schlagartig mit Beginn des **zweiten Trimesters.** Die Müdigkeit und die Übelkeit verschwanden, die Lust kam zurück. Und wie. So hatte ich plötzlich wilde Sexfantasien, die ich so noch nicht von mir kannte, ich sage es euch! Ob man sie lieber für sich behalten oder sie selbstbewusst ausleben oder zumindest mit dem:der Partner:in teilen sollte, dazu kommen wir später noch.

Auch ihr erkennt euch nicht wieder in euren sexuellen Fantasien und Wünschen? Ihr fallt auf einmal über euren:eure Partner:in her wie schon lange nicht mehr? Ihr wollt Neues ausprobieren? Euch reicht *ein* Orgasmus nicht mehr aus? Ja, das ist normal! Willkommen im zweiten Schwangerschaftsdrittel! Willkommen im sogenannten Wohlfühltrimester! Der gut durchblutete Genitalbereich wartet nur darauf, berührt zu werden. Es kann gut sein, dass euer:eure Partner:in die pralleren Brüste jetzt auch nicht mehr nur anschauen darf, sondern geradezu hinfassen soll, die gedehnte Haut der Brüste ist nicht mehr so übersensibel, aber immer noch hochsensibel.

Ihr wollt mehr, und ihr dürft mehr! Achtet nur darauf, dass ihr euren:eure Partner:in jetzt nicht überfordert. Der:die eine oder andere kann damit umgehen, doch die meisten müssen sich erst an ihre „neue" (Sex-)Partnerin gewöhnen. Mit Sicherheit findet euer:eure Partner:in euren sich verändernden Körper sehr anziehend und erotisch, doch gebt auch ihm:ihr einen Moment, sich daran zu gewöhnen.

Im fortschreitenden **dritten Trimester** kam bei mir dann allmählich die Müdigkeit zurück, mein Körper hatte einfach im wahrsten Sinne des Wortes eine Menge zu tragen – aber das Lustempfinden blieb bis zum Ende. Bei vielen Frauen nimmt die Libido jetzt jedoch auch wieder ab. Das hat mit dem wachsenden Bauchumfang und der zunehmend eingeschränkten Beweglichkeit zu tun. Da lässt sich eben schwer die richtige Sexstellung finden. Einige Frauen empfinden sich so babyrund auch nicht mehr besonders attraktiv, oder sie und auch die werdenden Väter sorgen sich um die Unversehrtheit des Babys beim Geschlechtsakt (dazu gleich noch mehr). Mit ein bisschen Experimentierfreude findet ihr aber auch jetzt Techniken und Stellungen, die euch beiden Spaß machen und die befriedigen. Blättert dazu einfach eine Seite vor.

Sicherlich wissen einige von euch, während sie das hier lesen, genau, wovon ich spreche. Andere aber haben während der Schwangerschaft möglicherweise nicht die geringste Lust auf Sex. Viele Frauen mögen sich in der Schwangerschaft einfach nicht leiden – aber lasst euch gesagt sein: Ihr seid wunderschön! Gerade jetzt. Und so weiblich wie noch nie. (Das finden insbesondere unsere Partner:innen, lest dazu mehr ab Seite 76.) Darum lasst die Leidenschaft zu, wenn sie noch irgendwo in euch schlummert – und das tut sie bestimmt. Das ist natürlich leichter gesagt als getan, aber um euch genau dabei zu helfen und euch Mut zu machen, ist dieses Kapitel da. Ich hoffe, die von euch, die ohnehin keine Hemmungen haben, weiterhin in ihrer Lust zu bestärken und vielleicht noch den ein oder anderen guten Tipp mit auf den Weg zu geben, und denen, die den Sex bis auf Weiteres aus ihrem Leben verbannt haben, die Sorgen zu nehmen und sie wieder mit Freude an ihn heranzuführen.

Eure Fragen

Schadet Sex in der Schwangerschaft dem ungeborenen Baby?

Diese Frage beschäftigt eine Menge Frauen, die sich sorgen, der Sex könne zu früh Wehen oder einen vorzeitigen Blasensprung auslösen, zu Blutungen oder Infektionen führen oder sogar den Fötus verletzen und womöglich zu einer Fehlgeburt führen.

Doch nicht nur die werdende Mama, auch der werdende Vater macht sich häufig Sorgen, ob er durch das Eindringen des Penis' und insbesondere durch die Stöße beim Geschlechtsverkehr das Kind verstören oder sogar verletzten könnte. Und auch eure Partnerinnen sorgen sich vielleicht, ob das Penetrieren durch Sextoys wie einen Dildo noch „erlaubt" ist.

Mal Hand aufs Herz, darüber nachgedacht haben wir doch wohl alle schon einmal. Auch wenn wir im tiefsten Inneren ahnen, dass Sex für die nächsten bis zu zehn Monate bestimmt nicht komplett tabu sein kann. Oder?

So ist es: Das ungeborene Baby ist im Bauch gut geschützt dank der strammen Muskulatur der Gebärmutter, der elastischen Fruchtblase und dem Fruchtwasser – sie fungieren quasi als Airbag. Dadurch ist euer Baby sicher eingebettet und kann für gewöhnlich weder durch den in die Vagina eindringenden Penis oder ein „normales" Sextoy berührt noch durch diesen/dieses verletzt und auch nicht während des Liebesspiels erdrückt werden. Auch die Erschütterung, ausgelöst durch die Stöße des Penis, können ihm nichts anhaben (genauso wenig übrigens, wie leichte Stöße von außen, wenn man beispielsweise gegen etwas gegenstößt oder ein größeres Kind mal gegen den Bauch rumst). Es wird sogar angenommen, dass die rhythmischen Bewegungen beim Geschlechtsverkehr dem Baby besonders gut gefallen und es beruhigen.

Bei einer normal verlaufenden Schwangerschaft lösen Spermien auch keine Frühwehen aus. Grundsätzlich ist das Sperma dazu in der Lage, allerdings nur, wenn euer Körper für die Geburt bereit ist. Andernfalls reicht das Hormon Prostaglandin, das im Sperma enthalten ist und den Muttermund lockert, nämlich gar nicht aus. Zur geburtsfördernden Wirkung von Sex kommen wir später noch mal etwas ausführlicher (Seite 70).

Aufpassen ist nur angesagt, wenn es sich um eine **Risikoschwangerschaft** handelt. Solltet ihr davon betroffen sein, sprecht euch bitte mit eurem:eurer Arzt:in ab und habt keine Scheu, ganz direkt die „Ist Sex erlaubt?"-Frage zu stellen. In der Regel teilt es euch euer:eure Arzt:in aber auch mit, wenn ihr euch enthaltsam verhalten und euch also mit Kuscheln und ähnlichem Austausch von Zärtlichkeiten begnügen solltet. Aber lieber einmal zu viel nachfragen! Natürlich auch dann, wenn es bei euch zu frühen Wehen, Blutungen oder anderen auffälligen Beschwerden kommen sollte, die euch verunsichern.

Welche Stellungen eignen sich mit wachsendem Babybauch?

Ab dem zweiten Trimester wächst der Bauch langsam aber sicher mehr und mehr, und die Frage nach der „richtigen" Stellungen wird lauter und immer dringender.

Zum Ende des zweiten Trimesters und spätestens im dritten Trimester (ab der 28. Schwangerschaftswoche) brauchen wir also ein bisschen Fantasie und auch Mut zum Ausprobieren. Wir wissen bereits, dass wir bei normal verlaufender Schwangerschaft und mit gewöhnlichen Sexpraktiken dem ungeborenen Baby nicht schaden können. Dennoch fühlt sich manches, was ihr bisher vielleicht genossen habt, gar nicht mehr angenehm an. Und genau danach solltet ihr auch gehen: Was fühlt sich angenehm und gut an, was möchtet ihr lieber vermeiden? Jetzt ist definitiv nicht die Zeit, etwas nur für euren:eure Partner:in zu tun. Hört auf euren Körper und bestimmt, wo es langgeht.

Wenn ihr lieber einem „Leitfaden" vertrauen wollt, dann versucht es mal mit den folgenden Stellungen.

Side Kick
Hervorragend eignen sich Stellungen in seitlicher Lage wie das **Löffelchen**: Ihr liegt beide auf der Seite und euer Partner dringt hinter euch liegend in euch ein. In dieser Position kann der Penis nicht so tief eindringen, was manchen Frauen bei wachsendem Bauchumfang angenehmer ist.

In dieser Stellung eignet sich auch ein Still- beziehungsweise Schwangerschaftskissen für besseren Halt.

Da ein Sextoy auch in dieser Position ebenso tief eingeführt werden kann wie in jeder anderen Position, ist hier einfach ein wenig Vorsicht und Fingerspitzengefühl gefragt. Vertraut eurem Gefühl und hört sofort auf, wenn es unangenehm ist oder gar wehtut.

Doggystyle
Diese Stellung, bei der ihr euch im Vierfüßlerstand vor eurem:eurer Partner:in befindet und er von hinten in euch eindringt beziehungsweise ein Sextoy in euch einführt, kann sehr angenehm sein, weil der Bauch einfach sanft frei schwebt.

Probiert doch auch mal den oralen Doggystyle, bei dem euch euer:eure Partner:in von hinten mit dem Mund befriedigt.

Mom-to-be on Top oder Cowgirl
Auch Stellungen, bei denen ihr auf eurem:eurer Partner:in sitzt, können bequemer sein, als auf dem Rücken zu liegen. Die **Reiterstellung** eignet sich hier besonders, weil ihr Tempo und Tiefe des Eindringens gut kontrollieren könnt (das gilt insbesondere für die Penetration durch den

Penis). Außerdem habt ihr in solch einer Stellung die Chance auf viele klitorale Stimulationen. Die Stellung funktioniert sowohl mit Blick zu eurem:eurer Partner:in als auch mit Blick in die andere Richtung.

Probiert es im dritten Trimester gern mal auf einem Stuhl, der stabil genug ist. Euer Partner sitzt breitbeinig auf dem Stuhl, während ihr auf ihm sitzt und den Ton angebt.

Alternativ könnt ihr auch in die **Lotusstellung** gehen: Euer Partner sitzt dabei mit überkreuzten Beinen, während ihr auf seinem Schoß sitzt. Ihr könnt euch so besonders gut und tief in die Augen schauen und diese romantische Stellung und die große Nähe genießen.

Oldie but Goldie
In der fortgeschrittenen Schwangerschaft (insbesondere ab der 28. Schwangerschaftswoche) gilt bei der **Missionarsstellung** besondere Vorsicht, weil bei dieser Stellung der Bauch etwas gequetscht werden kann, gerade wenn euer Partner sich darauf abstützt (bei dem Liebesspiel mit Sextoy wie Vibrator ist diese Gefahr in der Regel nicht gegeben, dennoch achtet darauf, dass euer:eure Partner:in sich nicht auf eurem Bauch aufstützt). Das sollte er tunlichst vermeiden, weist ihn also (liebevoll) darauf hin. Seid nicht sauer, wenn es ihm beim ersten Mal „passiert", er ist auch nur ein Mensch. Viele Partner:innen haben gerade erst die Sorge überwunden, dass sie dem Baby beim Sex schaden könnten.

Um dem Bauch den erforderlichen Platz zu sichern, hilft es auch, die Beine etwas anzuwinkeln. Wer gelenkig ist, kann sich mit den Füßen auf der Brust des:der Partners:in abdrücken und auf diese Weise auch die Tiefe des Eindringens mitbestimmen.

Aus medizinischer Sicht sollten Schwangere im letzten Trimester möglichst vermeiden, länger in Rückenlage zu liegen, gerade wenn euer Bauch sehr schwer ist. Das gilt übrigens natürlich nicht nur für Sexstellungen. Denn andernfalls besteht die Gefahr des **Vena-cava-Syndroms.**

Dabei wird die Hohlvene durch zu viel Gewicht in Rückenlage abgedrückt, indem die Gebärmutter auf die Ader drückt, die Blut zurück zum Herzen bringt. Unser Körper reagiert darauf mit verschiedenen Symptomen: Übelkeit und Schwindel, kaltem Schweiß, kaltem Gefühl im Nacken, Herzrasen, Atemnot, Blässe, plötzlichem Blutdruckabfall, in schweren, sehr seltenen Fällen kann es sogar zu einem Ohnmachtsanfall kommen. Wenn ihr tatsächlich eines dieser Symptome bemerkt, reicht es meist, sich sofort hinzusetzen oder auf die linke Seite zu drehen (die Hohlvene verläuft auf der rechten Körperhälfte), um das Gewicht vom Rücken wegzunehmen.

Geht es einem nach der Umlagerung nicht besser und kommt es womöglich zu einem Herz-Kreislauf-Schock (erkennbar an Bewusstseinsverlust, starkem Herzrasen, kaum messbarem Blutdruck), muss allerdings sofort ein Notarzt gerufen werden. Im Krankenhaus wird der Kreislauf der werdenden Mutter dann stabilisiert und untersucht, ob es dem Ungeborenen gutgeht. Das hört sich nun natürlich sehr dramatisch an – dieses Worst-Case-Szenario aufgrund der Rückenlage an sich (oder wie bei uns hier explizit in der Missionarsstellung) tritt allerdings extremst selten auf. Trotzdem ist es ja gut, mal davon gehört zu haben.

Wer nicht auf die Missionarsstellung verzichten will, kann es aber besser mit der angeschrägten Version dieser so beliebten Sexposition probieren. Legt euch dazu zum Beispiel ein dickes Kissen unter den Oberkörper und reduziert damit das Gewicht, das auf die Hohlvene drückt.

Kann sich der Orgasmus schädlich auf das Baby auswirken?

Beim weiblichen Orgasmus, dem sexuellen Höhepunkt der Frau, zieht sich die Gebärmuttermuskulatur rhythmisch zusammen. Das ist nicht nur bei einer Schwangeren so. Da die Gebärmutter in der Schwangerschaft aber besser durchblutet ist, könnte es gut sein, dass ihr den Orgasmus viel intensiver empfindet als sonst. Es gibt auch Frauen, die spüren während des Orgasmus regelrecht die Kontraktionen der Gebärmuttermuskulatur und empfinden das teilweise eher als unangenehm oder sogar etwas schmerzhaft. Ich empfehle dann, euch nach dem Sex zurückzulehnen, euch von von eurem:eurer Partner:in massieren zu lassen, einen warmen Tee zu trinken oder ihr versucht es mit entspannender Bauch- sowie Beckenbodenatmung.

Diese Kontraktionen sind bei normal verlaufender Schwangerschaft aber völlig ungefährlich für euer Baby. Mehr noch: Sie stellen sicher, dass die Muskulatur der Gebärmutter gut durchblutet und für die Geburt trainiert wird.

Bei einer **Risikoschwangerschaft** kann neben einem Sexverbot jedoch von eurem:eurer Arzt:in tatsächlich auch eine Orgasmuswarnung ausgesprochen werden. Damit ihr euch jetzt nicht ad hoc Horrorszenarien ausmalt, hier einmal kurz die wichtigsten Fälle aufgeführt, bei denen ein Orgasmus in der Schwangerschaft möglichst vermieden werden sollte:

- verkürzter Gebärmutterhals
- Blutungen (solange nicht ärztlich abgeklärt)
- Probleme mit der Plazenta (wie Plazenta praevia, eine Fehllagerung der Plazenta, oft verbunden mit strenger Bettruhe)
- Risiko einer Fehl- oder Frühgeburt

Wenn keines dieser Dinge euch betrifft, spricht nicht nur nichts gegen euren Orgasmus, sondern sogar viel dafür. Denn der Orgasmus wirkt sich indirekt positiv auf euer Ungeborenes aus. Durch die Ausschüttung des Botenstoffes Oxytocin wirkt er nämlich entspannend und beruhigend auf euch, was wiederum auch eurem Baby sehr zugute kommt.

Wenn ihr euer Baby zappeln und sich bewegen spürt, wenn ihr einen Orgasmus habt oder kurz danach, ist das ebenso wenig ein Zeichen für sein Unwohlsein. Das liegt schlicht und einfach am erhöhten Blutdruck der Mutter beim Orgasmus. Gleiches könnt ihr auch bei eurem Mom-to-be-Fitnessprogramm erleben. Denn Sport und Sex haben hier die gleiche Wirkung: Das Ungeborene reagiert einfach häufig mit eigenen Bewegungen auf eine erhöhte Gebärmutteraktivität.

Den Orgasmus eures Partners bekommt das Baby gar nicht mit. Einzig das austretende Sperma ist Thema, wenn es darum geht, keine frühzeitigen Wehen auslösen zu wollen. Aber dazu kommen wir gleich auf Seite 70.

Wir halten fest: Ein Orgasmus, weder euer noch der eures Partners, führt grundsätzlich nicht zur Schädigung des Babys oder löst Unwohlsein und Missfallen bei ihm aus. Ein Orgasmus führt aber zur allgemeinen Zufriedenheit und Entspannung von euch werdenden Eltern und sollte darum nur vermieden werden, wenn ausdrücklich ein wie vorher genanntes Risiko dagegenspricht. Denn eine zufriedene und entspannte Stimmung werdender Eltern wirkt sich auf jeden Fall auch positiv auf das Baby aus.

Fun Fact: Und bitte wundert euch nicht, sollte euch während des Orgasmus oder danach etwas Milch aus den Brüsten spritzen. Denn durch die Ausschüttung von Oxytocin wird auch der Milchfluss angeregt.

Kaninchensex und Kamasutra – was bekommt das Baby vom Geschlechtsakt mit?

Auch ohne Blick in eure Schlafzimmer kann ich mir vorstellen, dass darin je nach Geschmack ganz Verschiedenes abläuft. Die einen stehen auf Altbewährtes wie die Missionarsstellung, während es für andere gar nicht experimentierfreudig genug sein kann. Manchmal verändern sich Sexvorlieben auch, je länger die Partnerschaft andauert, aber insbesondere während der Schwangerschaft überraschen wir uns meist selbst mit ganz neuen Fantasien und Wünschen. Und für die Mehrzahl der schwangeren Frauen, die eben ab dem zweiten Trimester mehr Lust und Libido verspüren oder die sich vielleicht vor der Geburt des ersten Kindes denken, „Lieber jetzt noch mal die hundert Prozent Zweisamkeit ausnutzen", stellt sich die Frage, wie intensiv Sex während der Schwangerschaft sein darf.

Grundsätzlich gilt, dass das Baby dank der Gebärmutter, Fruchtblase und des Fruchtwassers perfekt geschützt ist. Sowohl vor leichteren als auch vor festeren Stößen. Das Ungeborene kann also auch durch etwas wilderen Sex nicht verletzt oder gar erdrückt werden.

Erlaubt ist beim Sex in der Schwangerschaft also grundsätzlich alles, was gefällt, und vor allem, was sich gut anfühlt. Grundvoraussetzung ist natürlich immer eine normal verlaufende Schwangerschaft! Im fortschreitenden dritten Trimester wird allerdings allein die Größe des Bauches die ein oder andere Stellung verhindern. Gute Ideen findet ihr ein paar Seiten vorher.

Und auch wenn ihr während der Schwangerschaft mal zu zwei „rammelnden Kaninchen" werdet, müsst ihr euch keine Sorgen machen. Genießt eure Lust und Leidenschaft, macht, was euch befriedigt und euch guttut. Ihr wisst es schon: Weder die Bewegungen beim Sex noch ein Orgasmus können dem Ungeborenen etwas anhaben. Wichtig ist, dass ihr bitte immer auf euren Körper hört und Anzeichen, die vielleicht gegen die eine oder andere Praktik sprechen, ernst nehmt. Auf ein zu hartes, vielleicht sogar eher schmerzhaftes Eindringen solltet ihr dementsprechend vor allem gegen Ende der Schwangerschaft verzichten.

Ein Schamgefühl gegenüber eurem Baby ist hier aber fehl am Platz, denn es weiß nicht, worum es geht. Eurer Lust steht also auch während der Schwangerschaft nichts im Wege!

Vielleicht ist gerade jetzt sogar der Zeitpunkt gekommen, Kamasutra in eure Zu-Bett-Geh-Zeit einfließen zu lassen … Denn das altehrwürdige, indische Werk über Erotik versammelt insgesamt 729 verschiedene Sexstellungen, die sowohl für heterosexuelle als auch homosexuelle Paare funktionieren, veranschaulicht mit Illustrationen. Und alle mit dem Ziel, großartige Orgasmen zu erleben und das Liebesleben in Schwung zu bringen. Neben recht normalen Sexstellungen findet ihr im Kamasutra auch Stellungen, die großes akrobatisches Geschick erfordern. Fühlt euch aber bitte nicht unter Druck gesetzt. Ihr könnt auch schon mit Klassikern wie der Missionars- oder Löffelchenstellung punkten, denn die klingen im Kamasutra gleich doppelt animierend: „Die elfte Position" oder „Der bestürzte Engel".

Der Vorteil von Stellungen nach dem Kamasutra ist übrigens, dass ihr ganz auf Sexspielzeug verzichtet. Eventuelle Risiken durch Verletzungen durch Fremdkörper oder Infektionen werden damit im Keim erstickt. Zum Thema „Sexspielzeug" kommen wir jetzt aber noch mal etwas genauer.

Von Sexspielzeug bis BDSM – was ist während der Schwangerschaft noch erlaubt?

Nur weil ihr jetzt die Verantwortung für zwei tragt und es hier und da zwickt und zwackt, heißt das nicht, dass euer Sexspielzeug für die nächsten Monate in der Schublade verschwinden muss. Einen Vibrator könnt ihr zum Beispiel natürlich weiterhin für die klitorale Stimulation benutzen. Aber auch das Eindringen eines penetrierenden Sexspielzeugs schadet eurem Baby nicht, denn es besteht grundsätzlich kein Unterschied zwischen Vibrator und Penis. Ich kann es gar nicht oft genug sagen: Euer Baby ist in der Gebärmutter bestens geschützt.

Wenn ihr also gerade jetzt die Lust verspürt, einmal einen Dildo oder auch ein anderes Sextoy auszuprobieren, geht eurer Libido während der Schwangerschaft ruhig voll nach – es gibt nichts, was gegen diesen Wunsch spricht, solange ihr einige einfache Regeln befolgt.

● Vermeidet ein zu tiefes Eindringen in die Vagina, auch wenn euer Kind grundsätzlich sicher geschützt ist. Dringt quasi nur so weit ein, wie auch ein „Durchschnittspenis" eindringen würde. Ich denke, mit dieser Faustregel könnt ihr etwas anfangen.

● Bittet haltet Abstand von zu spitzem Sexspielzeug. Die Schwangerschaft ist absolut nicht die Zeit für schmerzhafte Lust.

● Achtet auch stets darauf, dass die Spielzeuge sauber und keimfrei sind. Benutzt hierfür am besten spezielle Sexspielzeugreiniger, um euch vor bakteriellen Entzündungen zu schützen.

● Aus dem gleichen Grund solltet ihr Analspielzeug nicht vaginal einführen. Oder nur, wenn es vorher ausreichend gereinigt und desinfiziert worden ist.

● Achtet auf die Inhaltsstoffe von Cremes und Gleitmitteln. Manche enthalten Düfte, Aromen oder Farbstoffe, die empfindliches Gewebe reizen oder Infektionen verursachen können.

● Jetzt ist auch die Zeit, das Kleingedruckte zu lesen. Denn manche Produkte enthalten Stoffe, die während der Schwangerschaft grundsätzlich vermieden werden sollen.

Wenn ihr diese Punkte berücksichtigt, könnt ihr unproblematisch Sextoys verwenden. Bitte fühlt euch aber bei nichts unter Druck gesetzt, sondern nur ermutigt, euer Liebesleben gern auch mit einigen Hilfsmitteln zu bereichern.

Ist noch die Frage offen, inwieweit sadomasochistische Praktiken möglich sind. Ich bin der Überzeugung, auch hier hilft die Generalzweckwaffe: Redet miteinander. Vereinbart, was euch gefällt, oder sagt auch offen, wenn ihr damit im Moment überfordert seid. Aber bitte stellt sicher, dass ihr von verletzenden Methoden in der Schwangerschaft Abstand haltet.

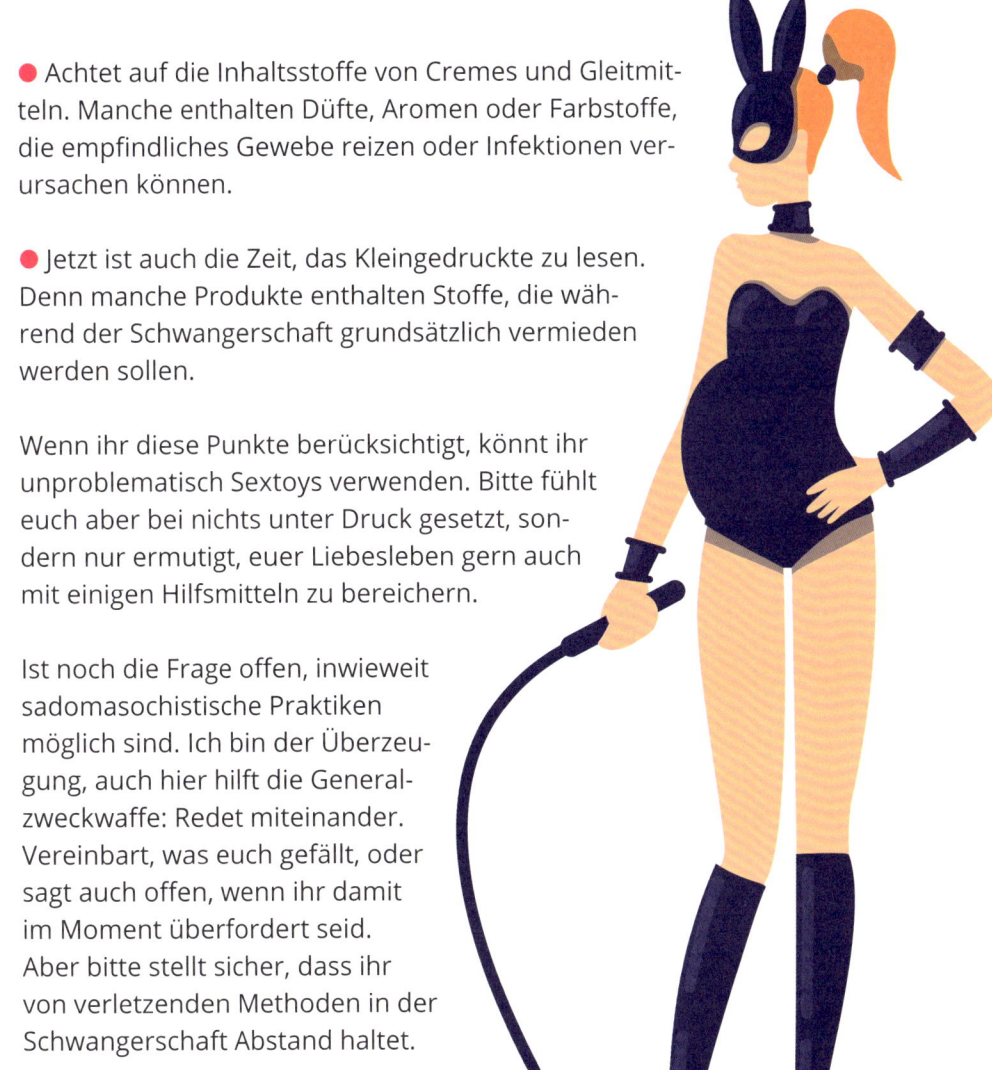

Hilfe, ich habe wilde Sexfantasien und erkenne mich selbst nicht wieder – ist das noch normal?

Stellt ihr euch plötzlich einen Adonis vor? Oder träumt ihr von Sex mit mehreren Personen, obwohl das vorher nie ein Thema für euch war? Habt ihr auf einmal heiße Fantasien und stellt euch Sex mit einer anderen Frau (und eurem Partner) oder einem Mann (und eurer Partnerin) vor? Oder vielleicht mit einem oder mehreren fremden Männern oder Frauen? Und fragt ihr euch dabei: Hilfe, woher kommt das auf einmal, bin ich dabei, durchzudrehen? Genügt mir mein:e Partner:in etwa nicht mehr?

All diese Fragen könntet ihr euch stellen … Müsst ihr aber nicht, denn keine Sorge, das alles ist ganz normal und kann euch während der Schwangerschaft ereilen. Es hat einfach mit der wilden Fahrt unserer „Schwangerschaftshormone" zu tun und damit, dass unser Intimbereich und auch die Brüste besser durchblutet und hochsensibel sind (lest gern noch mal auf Seite 51/52 nach).

Was ihr von euren Fantasien teilen möchtet, entscheidet ihr allein! Bei einem:einer offenen und respektvollen Partner:in kann es befreiend sein, darüber zu reden. Wir können uns so aus der Isolation der eigenen Gedanken befreien und auch feststellen, dass wir gar nicht dafür verurteilt werden. Außerdem könnt ihr euren:eure Partner:in beruhigen, denn es hat rein gar nichts mit ihm:ihr zu tun. Und es ist auch keine unterschwellige Kritik an eurem aktuellen Liebesleben. Gerade die gemeinsame Vorfreude auf das Kind führt bei uns Frauen häufig zu dem Gefühl der engeren Verbundenheit mit unserem:unserer Partner:in, was wiederum zu einer stärkeren Libido führt. Und die zeigt sich auf ganz unterschiedliche Art und Weise.

Falls euer:eure Partner:in aber kein:e verständnisvoller:verständisvolle Gesprächspartner:in sein sollte und verurteilend reagiert, weil er:sie eure Fantasie einfach nicht versteht oder sie ihn:sie überfordert, behaltet diese in Zukunft einfach lieber für euch. Mutet vor allem euch nicht zu, jede Fantasie mit eurem:eurer Partner:in teilen zu wollen, der:die damit nicht umgehen kann. Das hilft euch beiden nicht. Vielleicht findet ihr dann eine Gesprächspartnerin in einer anderen schwangeren Mom-to-be und könnt über eure wilden Fantasien lachen und erleben, dass es ihr möglicherweise genauso wie euch ergeht.

Und ganz wichtig: Lasst euch von niemandem suggerieren, ihr wärt nicht normal. Es gibt hier kein Falsch oder Richtig. Ihr empfindet in dieser besonderen Lebensphase eben sehr viel intensiver als sonst. Übrigens nicht nur sexuell, sondern generell: In einem Moment seid ihr vielleicht überwältig und voller Sorge vor dem, was auf euch zukommt, und im nächsten Moment wieder ganz erfüllt und verspürt einfach nur Glück und Vorfreude. Und dann eben plötzlich eine unheimliche Lust, gepaart mit wilden Sexfantasien. Alles ist möglich, nichts ist ungewöhnlich oder gar zum Schämen!

Es kann aber auch sein, dass ihr keine Lust auf Sex mit eurem:eurer Partner:in habt, euch aber trotzdem gern selbst befriedigt – vielleicht sogar mehrere Male am Tag, und dabei eher an fremde Männer oder Frauen denkt oder euch Bilder oder Videos anschaut. Und vielleicht reicht euch auch das alles nicht … Dann findet einen Weg, der zu euch, euren Lebensgewohnheiten und eurer Partnerschaft passt, um ganz auf eure besonderen Bedürfnisse in dieser Zeit einzugehen. Unser Paartherapeutin empfiehlt zu dem Thema übrigens das Buch „Befreiung zur Lust: Frauen und ihre sexuellen Phantasien" von Nancy Friday.

Spielt die Anzahl der Schwangerschaften beim Lustempfinden eine Rolle?

Beginnen wir mit der **körperlichen Ebene,** wenn es darum geht, ob eure Schwangerschaften eine Rolle in Bezug auf euer Lustempfinden spielen. Bei jeder Schwangerschaft (und anschließenden Geburt) wird der Bereich „down under" immer wieder aufs Neue sehr strapaziert. Der weibliche Körper leistet Gewaltiges während der Schwangerschaft und unter der Geburt: Kleinere Muskelverletzung, Muskeldehnung, Erweiterung des Scheideneingangs, potenzielle Schädigung des Scheidennervs, eine leichte Absenkung der Gebärmutter und ein überdehnter Beckenboden sind nicht ungewöhnlich. Das meiste verheilt und bildet sich ziemlich gut zurück. Bis es aber so weit ist, lässt oftmals auch die weibliche Lust auf sich warten. Das muss sie sogar, bis alle Geburtsverletzungen ganz verheilt sind.

Auf der **psychischen Ebene** spielt die Anzahl der Schwangerschaften schon deshalb eine Rolle, weil es gut sein kann, dass ihr, wenn ihr mit dem ersten Kind schwanger seid, einfach weniger gestresst seid als Frauen mit bereits einem Kind oder mehr Kindern, und dementsprechend allgemein entspannter seid und insbesondere in Hinblick auf Sex. Als Mutter von mehreren Kindern sind eure Tage automatisch durchgetakteter, gedanklich seid ihr bei Kind, Partner:in, Job, Haushalt, Freizeitplanung. Die richtige Mischung und dann auch noch Zeit für Zweisamkeit zu finden, ist ohnehin immer ein Balanceakt – umso mehr bei mehreren Kindern. Schaut dazu gern schon in das vierte Kapitel ab Seite 146, dort findet ihr wertvolle Tipps zum Thema „Elternalltag und Sex", egal, wie viele Kinder ihr habt.

Und dann wäre da noch die **emotionale Ebene** oder der Druck, den wir uns selbst auferlegen und der manchmal von außen kommt. Viele Mütter haben das Gefühl, nur noch Mutter und nicht mehr Frau sein zu dürfen. Sie trauen sich gar nicht, etwas wie ein erfülltes Sexleben zu haben, weil sie glauben, dass es sich als Mama einfach nicht gehöre. Auch das wirkt natürlich der eigenen Libido kontraproduktiv entgegen.

Vielleicht fühlt ihr euch in der zweiten, dritten, vierten und jeder weiteren Schwangerschaft aber auch einfach viel sicherer, selbstbewusster und entspannter als noch bei der ersten. Schließlich habt ihr das alles schon einmal oder sogar mehrere Male erlebt und seid weniger belastet von Sorgen über das Unbekannte und wie alles sein wird. Ihr könnt euren Körper voll und ganz annehmen für das, was er geleistet hat. Und ruht ganz in euch, erfreut euch an eurem Frausein. So eine selbstbewusste Haltung ist ganz schön sexy und wirkt sich bestimmt auch auf die eigene Libido aus. Wenn es euch so geht, kann ich euch nur gratulieren! Und das ein oder andere Zwicken beim Sex wird hoffentlich mit der Zeit (oder der ein oder anderen meiner Übungen hier im Buch) vergehen, auf dass ihr dann ganz hemmungslos euer Sexleben als Wieder-Schwangere genießen könnt.

Bleibt als Fazit festzuhalten, dass unsere Libido definitiv unterschiedlich beeinflusst werden kann, durch jede Schwangerschaft aufs Neue. In welche Richtung, ist aber individuell sehr unterschiedlich und hängt sowohl von den Hormonen, von der Psyche, unserem Körper als auch von der Gesamtsituation ab.

Kann Sperma (Früh-)Wehen auslösen?

Aus meiner persönlichen Erfahrung heraus würde ich sagen, dass es zumindest nicht garantiert ist. Fakt ist, wir hatten regelmäßig mehrere Male die Woche Sex während der Schwangerschaft. Und unsere Kinder wurden jeweils in der 40. Woche (beide Male Schwangerschaftswoche 39+1) geboren. Ich kann also sagen, dass das Sperma meines Mannes offenbar keine Wirkung in Richtung Frühwehen hatte. Allerdings bin ich der festen Überzeugung, dass es am Tag der Geburt selbst ein Extra-Turbo war.

Doch lasst uns der Sache mal lieber wissenschaftlich auf den Grund gehen, anstelle meines Selbstexperiments.

Klären wir erst einmal, warum Spermien überhaupt im Verdacht stehen, Wehen auszulösen: Das liegt an dem in ihnen enthaltenen Prostaglandin, einem Gewebshormon. Prostaglandin bewirkt eine Reifung des Muttermundes, sodass er kürzer und weicher wird. Das ist oftmals der Startschuss für die Wehen, durch die er sich dann öffnet und den Geburtsprozess ermöglicht.

Die Menge an Prostaglandin ist im Ejakulat jedoch zu gering, als dass ein unreifer Muttermund dadurch so weit reifen könnte, um die Wehen auszulösen.

Prostaglandin wird übrigens auch medizinisch zur Einleitung der Geburt eingesetzt. Dann aber in einer anderen, viel höheren Konzentration.

Fest steht, dass Spermien bei einer normal verlaufenden Schwangerschaft keine Frühwehen auslösen. Denn um Wehen auszulösen, muss der Körper überhaupt erst mal für die Geburt bereit sein.

Anders sieht es aus, wenn die Gebärmutter in den Startlöchern steht, was aber in der Regel erst irgendwann nach der 37. Schwangerschaftswoche der Fall ist – oder aber ohnehin das Risiko einer Frühgeburt besteht. In letzterem Falle wisst ihr aber bereits von Seiten eures:eurer Frauenarztes:ärztin Bescheid. Er oder sie wird euch entsprechend anweisen, ab einem bestimmten Punkt keinen Geschlechtsverkehr mehr zu haben.

Doch auch zum Ende der Schwangerschaft garantiert uns Sex keinen Geburtsstart. Wenn ihr allerdings nahe am errechneten Geburtstermin dran seid, also die 37. Woche überschritten habt, und das Kind vollständig ausgereift ist, kann es eben zu der beschriebenen Wirkung kommen.

Gerade in Kombination mit dem weiblichen Orgasmus kann das Prostaglandin in den Spermien dann zur Einleitung der Geburt verhelfen. Denn dann kommen Prostaglandin und Oxytocin in geballter Kraft zum Einsatz. Oxytocin wird zwar eigentlich schon beim Geschlechtsverkehr an sich ausgeschüttet, aber noch mal verstärkt durch die Gebärmutterkontraktionen beim Orgasmus.

Wir können also annehmen, dass regelmäßiger Sex (und damit die Spermien) um den errechneten Geburtstermin herum sehr wohl wehenfördernd sein und damit einen Effekt auf die Einleitung der Geburt haben kann. Es gibt aber keine Garantie, die Chancen darauf werden lediglich erhöht, wenn euer Körper auch dazu bereit ist.

Wenn ihr euch also danach fühlt, dann probiert es gern aus. Sex mit der Absicht der Wehenförderung ist ab der 37. Woche (genau genommen: 37+0) eine tolle Möglichkeit, das Nützliche mit dem Schönen zu verbinden. Um den Bogen zu meinem Selbstexperiment zu spannen: Es ist aber kein Garant, dass es dann wirklich losgeht. Bitte hofft oder bangt dementsprechend nicht ab jetzt bei jedem intimen Kontakt, dass ihr zwangsläufig das Tor zur Geburt öffnen könntet. Dem ist nicht so. Genießt einfach die letzten Wochen der nahen Zweisamkeit, bevor ihr, zumindest direkt nach der Geburt, höchstwahrscheinlich für einige Wochen auf Geschlechtsverkehr verzichten werdet.

Weibliche Ejakulation oder Pipi-Unfall?

Der einen oder anderen ist es vielleicht bereits passiert, denn ungefähr 10 bis 54 Prozent der Frauen hatten schon mal eine weibliche Ejakulation, auch Squirting genannt. Dabei wird Flüssigkeit während der sexuellen Erregung und/oder während des Orgasmus abgesondert.

Allerdings gibt es verschiedene Flüssigkeiten, die aus der Vagina austreten können, abhängig, aber auch unabhängig von der sexuellen Erregung. Grob lassen sich drei Arten unterscheiden: verdünnter Harn, verstärkte Scheidenfeuchtigkeit oder aber tatsächlich die weibliche Ejakulation im eigentlichen Sinne.

Um welche Flüssigkeit es sich auch immer handelt, es kann gut sein, dass euch dieser Moment unangenehm gegenüber eurem:eurer Partner:in ist, denn mitunter kann es sich um eine größere Menge bis hin zu einem Schwall von Flüssigkeit handeln. Die Menge kann zwischen einem bis 50 Milliliter schwanken. Ich finde aber, es hilft, wenn Frau genau weiß, worum es sich handelt und warum diese manchmal sehr befremdlich erscheinenden Prozesse im Körper stattfinden.

Pipi-Unfall

Tatsächlich kann die Absonderung von verdünntem Harn als weibliche Ejakulation fehlgedeutet werden. Die Absonderung von Harn während des Geschlechtsverkehrs wird als „koitale Harninkontinenz" bezeichnet. Vermutlich sorgen beim Orgasmus die Kontraktionen der Beckenbodenmuskulatur für einen Kontrollverlust der Blase, der zum unfreiwilligen Urinabgang führt. Es kann aber auch in bestimmten Stellungen auftreten. Wenn ihr in der Reiterstellung beispielsweise oben sitzt, verstärkt das zunehmende Gewicht des Kindes die Belastung des Beckenbodens, und der Druck nach unten, auch auf die Blase, wächst.

Hier steht und fällt alles mit der Stärke des Beckenbodens. Er ist es nämlich, der unter anderem dafür verantwortlich ist, die Harnröhre zu verschließen. Er entspannt sich, wenn wir sie entleeren. Nun kann es gut sein, dass euer Beckenboden vor der Schwangerschaft stark genug war, auch wenn ihr ihn noch nie bewusst trainiert habt. Doch während der Schwangerschaft ist er auf einmal durch den Druck von oben einer extremen Belastung ausgesetzt. Zudem sorgen einige Hormone in der Schwangerschaft dafür, dass die Muskeln und Bänder des Beckens weich werden, um so besser mitwachsen zu können. Das schwächt den Beckenboden zusätzlich. Und so kann es eben zu einer Inkontinenz kommen, bei der man nicht nur beim Sex, sondern auch bei anderen Bewegungen, selbst bei Lachen oder Husten, unfreiwillig Urin absondert.

Gepaart mit einem extremen Lustempfinden ab dem zweiten Trimester ist das natürlich nicht ideal und kann beim Sex dann durchaus zu einem kleinen „Pipi-Unfall" führen. Was hilft, ist Beckenbodentraining und auch, auf Stellungen umzuschwenken wie das Löffelchen, Doggystyle oder aber – solange es sich noch gut anfühlt – die Missionarsstellung.

Feuchtgebiete
Eure pure Lust, gepaart mit den erhöhten weiblichen Hormonen, kann sich aber auch in einer verstärkten vaginalen Lubrikation niederschlagen. Was für ein Fachwort! Es bedeutet nichts anderes, als dass Vaginalsekret austritt. Es ist übrigens vergleichbar mit dem Präejakulat des Mannes und entsteht ebenfalls durch sexuelle Erregung. Grundsätzlich erleichtert diese Flüssigkeit das Eindringen des Penis. Begünstigt und erhöht wird die Menge unseres natürlichen Gleitmittels einmal durch sexuelle Erregung, durch das Anschwellen des Intimbereichs, und dann ist sie auch hormonbedingt. Gerade in der Schwangerschaft ist unser Östrogenspiegel sehr hoch, was eben dazu führt, dass wir mitunter extrem feucht werden können. Außerdem wissen wir bereits: Eure Vagina ist stärker durchblutet und die Vulva wahrscheinlich auch etwas angeschwollen. Bei dieser Kombination an Voraussetzungen für viel Scheidenflüssigkeit ist es ja fast kein Wunder mehr, dass die eine oder andere „zu viel" davon produziert und die Flüssigkeit darum vermehrt austritt.

Die weibliche Ejakulation
Die weibliche Ejakulation ist dann tatsächlich die Absonderung von Flüssigkeit aus bestimmten Drüsen im Scheidenvorhof. Dank des schottischen Gynäkologen Alexander J. C. Skene wissen wir das heute. Nach ihm wurde die Skene-Drüse (auch Paraurethraldrüse) benannt, die mit der Prostata des Mannes verglichen wird. Diese Drüsen liegen eingebettet in das Venengeflecht um die Vagina herum. Bei sexueller Erregung, egal ob schwanger oder nicht, schwellen sie an. Aus ihnen tritt das weibliche Ejakulat über mehrere kleine Kanäle in den Scheidenvorhof und die Harnröhre aus.

Die Flüssigkeit, die abgesondert wird, ist hell, weitestgehend geruchsneutral und dünnflüssiger als die Lubrikation. Es wird zwar angenommen, dass sie aus der Blase stammt, aber ihre Zusammensetzung ist eine andere als Urin. Vermutlich, weil sie durch die Skene-Drüse gefiltert wird. Das weibliche Ejakulat wird eher als Schwall anstatt in Form von Tröpfchen abgesondert, denn die Drüsen können sich nicht zusammenziehen und so die Flüssigkeit zurückhalten, wie wir es beim Urinieren tun könnten.

In der Schwangerschaft kann es leichter zur weiblichen Ejakulation kommen, da das Gewebe weicher und der gesamte Intimbereich sensibler ist. Dazukommt bei bestimmten Stellungen der Druck von oben und die Penetration des G-Punktes (der sozusagen hinter der Skene-Drüse liegt). Wenn ihr es also selbst einmal erleben wollt, dann ist während der Schwangerschaft ein guter Zeitpunkt, es auszuprobieren. Versucht es mit der Reiterstellung oder auch der umgekehrten Reiterstellung.

Übrigens hat schon Aristoteles im 17. Jahrhundert über den „Freudenfluss" der Frauen geschrieben! Das klingt doch gleich viel einladender. Aber nicht jede Frau ejakuliert, und nur etwas zwei Drittel besitzen überhaupt die entsprechenden Drüsen. Wenn ihr in die „Verlegenheit" oder besser gesagt das Glück kommt, einmal „abzuspritzen" (ja, ich finde, das kann man hier mal so sagen), dann macht euch keine Gedanken und habt erst recht kein Schamgefühl! Bitte, bitte verzichtet nicht auf euren Orgasmus, um eure Ejakulation irgendwie zu verhindern. Es ist euer „Freudenfluss", also freut euch darüber! Es ist ein abgefahrenes Gefühl, verbunden mit ungezügelter Lust. Und den Männern ist ihre Ejakulation doch auch nicht peinlich – im Gegenteil. Es gibt mittlerweile sogar Squirting-Seminare, weil die weibliche Ejakulation wohl das ultimative Sex-Erlebnis für Frauen sein soll. Wer es schon einmal erlebt hat, weiß, dass es tatsächlich die absolute Befreiung unserer Lust ist.

Um welche Art der Flüssigkeitsabsonderung es sich bei euch auch immer handelt (übrigens können alle drei gleichzeitig auftreten), tut euch den Gefallen und sprecht mit eurem:eurer Partner:in darüber. Und weicht bei anhaltendem Schamgefühl auf weiter vorn genannte Stellungen aus, bei denen der Austritt von Flüssigkeiten eher unwahrscheinlich ist.

Die Sorgen der Partner:innen

Warum verhält sich mein:e Partner:in auf einmal so komisch? Er:sie will keinen Sex mehr – bin ich als Schwangere nicht mehr attraktiv? Oder schüttet er:sie „Anti-Sex-Hormone" aus und bereitet sich so auf seine:ihre Rolle als Elternteil vor? – Kennt ihr diese und ähnliche Fragen? Dann herzlich willkommen in diesem Kapitel: Lasst uns hier zur Aufklärung einmal die andere Seite ansehen, denn dazu ist dieser Teil ja da.

Die gute Nachricht vorweg: Die meisten Partner:innen finden ihre Partnerin sogar besonders attraktiv, wenn sie schwanger ist. Ihre körperliche Veränderung in der Schwangerschaft ist für sie geradezu faszinierend: Ein großer Busen, ein runder Bauch und auch dunklere Brustwarzen wirken in der Regel erotisch auf euren:eure Partner:in. Und wenn das erste Trimester überstanden ist, glänzen zusätzlich eure Haare, die Haut ist ebener und rosig. Der „Schwangerschaftsglow" ist extrem anziehend, und auf einmal seid ihr auf eine ganze neue Art attraktiv für euren:eure Partner:in.

Und dennoch: Trotz dieser eigentlich großen (oder sogar größeren) Anziehung reagieren einige Partner:innen mit Ablehnung auf der körperlichen Ebene. Warum?

Sorge vor Verletzung des Babys
In den Köpfen hält sich tatsächlich hartnäckig die Vorstellung, dass mit dem Penis das Kind berührt und womöglich sogar verletzt werden könnte. Besonders beim ersten Kind ist die Unwissenheit manchmal noch groß, und damit sind solche Sorgen besonders stark ausgeprägt.

Ich kann noch einmal wiederholen und betonen: Solange es sich um einen Penis in „normaler" Länge handelt, kann bei einer normal verlaufenden Schwangerschaft nichts passieren. Zur groben Orientierung: Im erigierten Zustand erreicht ein Durchschnittspenis eine Länge von ca. 13 Zentimetern. Zum Schmunzeln: Der deutsche erschlaffte Durchschnittspenis liegt nach einer Studie im internationalen Vergleich etwas unter der Norm.

Die Länge des Penis solltet ihr vor eurem Partner aber besser nicht unbedingt zum Thema machen … Beruhigt eure Männer einfach mit den Worten und dem Wissen, dass das Eindringen des Penis grundsätzlich keine Gefahr mit sich bringt. Die Stöße werden abgefangen von Gebärmutter und Co., und selbst wenn das Baby die rhythmischen Bewegungen spürt, hat es keinen Schimmer von dem, was ihr da treibt.

Auch ein Vibrator kann in der Regel dem Baby im Mutterleib keinen Schaden zufügen. Vorausgesetzt ist immer, dass die Schwangerschaft ohne Komplikationen verläuft. Und Sexspielzeug sollte natürlich immer, aber insbesondere auch in der Schwangerschaft, absolut keimfrei sein. Fragt bei Unsicherheiten lieber einmal euren:eure Frauenarzt:ärztin und lasst euch beruhigen.

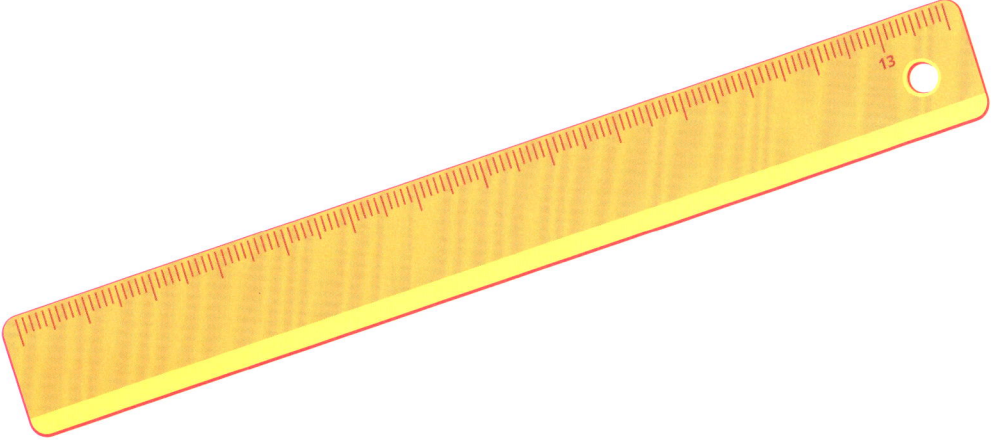

Männer sind ein bisschen mit schwanger
Tatsächlich scheint es so zu sein, dass sich nicht nur bei den Frauen in der Schwangerschaft die Hormone verändern, sondern auch bei den Männern. Bei ihnen nimmt unter anderem das Testosteron ab. Dieses Hormon ist vor allem für die Ausbildung der „typisch männlichen" Merkmale zuständig, wie starker Körperbau, tiefe Stimme, Bartwuchs u. a. Aber es ist auch aggressionsfördernd. Darum „fehlt" Männern manchmal ganz naturgemäß ein wenig die weiche, kuschelige, umsorgende und fürsorgliche Ader. Das ändert sich aber nun womöglich durch den abfallenden Testosteronspiegel des Mannes in der Schwangerschaft der Frau.

Es handelt sich damit also nicht um „Anti-Sex-Hormone", sondern einfach darum, dass ein abfallender Testosteronspiegel auch zu einem Abfall der Lust führen kann, weil andere Gefühle und Bedürfnisse auf einmal überwiegen, die mit dem Baby und der baldigen Vaterrolle zu tun haben. So ganz fertig untersucht ist dieses Phänomen allerdings noch nicht und es ist auch nicht sicher, welche Männer es betrifft oder ob alle Männer, die zu Vätern werden, ein bisschen. Ich finde aber gut, es im Hinterkopf zu haben als mögliche Erklärung einer Sex-Unlust beim Partner während der Schwangerschaft.

Wie es sich bei lesbischen Paaren verhält, inwieweit eure Partnerin „Schwangerschaftshormone" ausbildet, ist leider noch gar nicht untersucht beziehungsweise steht es einfach nicht im Fokus der Gesellschaft, was ich sehr schade finde. Bestimmt ist es aber auch hier so, dass durch große Nähe und Verbundenheit als Paar auch eure Partnerin „Mama-Hormone" ausschüttet, da bin ich mir einfach ganz sicher. Wenn eine von euch damit Erfahrung hat, würde ich mich sehr freuen, davon zu erfahren.

Genauso wie sich eure Lust über die Zeit der Schwangerschaft ändern und sie schwanken kann, so kann sich aber auch die (Un-)Lust eures:eurer Partner:in phasenweise verändern. Darum bin ich dafür, dranzubleiben. Es muss ja nicht immer der Nonplusultra-Sex sein, manchmal

„reicht" doch das Routinierte, das dann aber gern regelmäßig – denn einmal eingerostet, wird es umso schwerer, wieder zur (alten) Lust zurückzufinden. Der Appetit kommt ja bekannterweise beim Essen ...

Die große Lust der Schwangeren
Manche Partner:innen mögen sich auch schlicht und ergreifend überfordert fühlen, weil ihre Frau auf einmal so große Lust verspürt wie nie zuvor. Dass das ausgerechnet dann passiert, wenn sie dabei ist, Mutter zu werden, passt für den:die einen:eine oder anderen:andere einfach nicht zusammen. Versucht doch einmal, euch in die Lage eures:eurer Partners:Partnerin hineinzuversetzen – auch für ihn:sie ist alles ganz neu, zum Teil erkennt er:sie seine:ihre Partnerin nicht wieder. Redet miteinander, seid zärtlich und geduldig und verführt euren:eure Partner:in auch ruhig einmal, wenn ihr Lust dazu verspürt. Ihr dürft in dieser besonderen Lebensphase miteinander wachsen und euch entwickeln, auch auf der körperlichen Ebene.

Der Druck des wehenfördernden Sex
Insbesondere zum Ende der Schwangerschaft hin, wenn ihr vielleicht befürchtet, dass die Geburt eingeleitet werden muss, und ihr alles Erdenkliche tut, damit euer Körper es doch von sich aus und ohne Hilfsmittel schafft, steht Sex für euch ganz oben auf der wehenfördernden To-do-Liste. Spätestens jetzt fühlen sich darum vor allem die Männer unter Druck gesetzt, weil es so sehr auf sie ankommt. Gut und empfehlenswert ist, wenn ihr es euren Partnern anders nahebringt, als sie zu Sex-Terminen mit Happy End zu verdonnern; ihr könntet euren Partner zum Beispiel einfach verführen oder ihm erklären, dass er so sogar dazu beitragen könnte, dass die Geburt ganz natürlich beginnen kann. Wenn ihr euch nicht mehr daran erinnert, warum Sex wehenfördernd sein kann, lest noch mal nach auf Seite 70.

Die Experten:innen

Schwangerschafts-Workout – meine Tipps

Bewegung tut gut, auch und gerade in der Schwangerschaft. Und darum möchte ich euch jetzt ein paar einfache Übungen an die Hand geben, die ihr ausführen könnt in dieser ganz besonderen Lebenszeit. Damit ihr richtig motiviert seid und den Zusammenhang zu eurer Lust versteht, hier ein paar wichtige Schwangerschaftsport-Facts vorweg.

Bewegung als Wohltat für Körper und Geist

Sportliche Frauen erleben allgemein eine weniger beschwerliche Schwangerschaft und eine leichtere Geburt als weniger aktive Frauen. Laut einer Studie des Psychologischen Instituts der Sporthochschule Köln benötigen sportlich aktive Frauen beispielsweise während der Geburt weniger Schmerzmittel, auch ein Dammschnitt ist seltener, und die Frauen sind nach der Geburt schneller wieder fit. Außerdem leiden sportlich aktive Frauen während der Schwangerschaft weniger unter typischen Schwangerschaftsbeschwerden wie Rückenschmerzen, Blasenschwäche, Schwangerschaftsdiabetes, Stoffwechselstörungen, träger Dammtätigkeit oder auch Stimmungsschwankungen. Insbesondere Letztere können sich extrem auf unsere Libido auswirken, und auch unser Umfeld, vor allem unsere Beziehung kann unter unseren „Zickereien" leiden. Natürlich sollte euer:eure Partner:in eine gewisse Portion an Verständnis für den einen oder anderen eurer Stimmungsausbrüche und -veränderungen haben, und dennoch solltet ihr euch darauf nicht ausruhen. Sport hilft uns dabei, ausgeglichener zu sein, auch und gerade in der Schwangerschaft!

Durch ausreichende Bewegung und den damit automatisch verbundenen Fettabbau bleibt außerdem die Gewichtszunahme während der

Schwangerschaft gut im Rahmen, und ihr fühlt euch nicht schon frühzeitig wie eine Dampflock. Auch das hilft, dass ihr euch attraktiver fühlt, was wiederum eure Lust und eure sexuellen Fantasien (und Mut) beflügeln kann.

Optimale Vorbereitung auf die Geburt
Für unseren Körper ist eine Geburt ein Marathon, und er bereitet sich genau so darauf vor. Wenn ihr ihn dabei zusätzlich unterstützt, könnt ihr nicht nur am Marathon teilnehmen, sondern ihn sogar gewinnen! Was ich sagen will, ist: Lasst euren Körper nicht allein. Helft ihm mit Beckenbodentraining, Ganzkörperkräftigung, Cardio-Training sowie Stretchingeinheiten, um stark, fit, ausdauerstark und flexibel zu bleiben. Unser Körper wird bei sportlicher Aktivität besser mit Sauerstoff versorgt, und seine Abwehrkräfte werden gestärkt. So erlebt ihr mit aller Wahrscheinlichkeit eine angenehmere Schwangerschaft mit weniger Schwangerschafts-Wehwehchen und mehr Zeit für schöne Stunden zu zweit!

Und ihr schafft die allerbesten Voraussetzungen für eine leichtere Geburt: Sportliche Frauen empfinden Wehenschmerz weniger stark und haben in der Regel schnellere Geburten. Ich gehe da als gutes Beispiel voran: Ich hatte zwei schnelle Geburten, beide Male habe ich komplett auf Schmerzmittel verzichtet. Klar kann man sagen, „Hey, Birte hat einfach Glück gehabt", aber ich habe dem Glück definitiv ordentlich auf die Sprünge geholfen mit regelmäßigen, an die Schwangerschaft angepassten Trainingseinheiten. Nach der ersten Geburt war ich leicht gerissen, weil ich zu stark gepresst habe. Bei der zweiten Geburt habe ich gar nicht gepresst, sondern meinen starken,

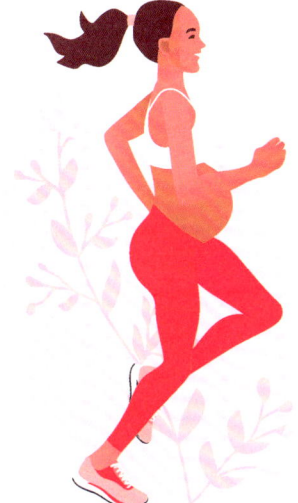

flexiblen Beckenboden arbeiten lassen. Ganz allein hat mein Körper das gemacht, und ich war weder gerissen noch hatte ich irgendeine andere Geburtsverletzung. Damit auch euch das gelingen kann, möchte ich euch auf den nächsten Seiten die besten Voraussetzungen dafür mit auf den Weg geben. Tut es für euch, für euren Körper, für euer Baby und für euer Intimleben. Es ist keine Garantie für eine leichtere Geburt, aber erhöht die Chance darauf gewaltig.

Das eigene Körpergefühl positiv stärken
Nicht nur während der Schwangerschaft kommt es immer mal wieder dazu, dass wir Frauen uns in unserem Körper nicht mehr wohl fühlen. Durch sportliche Aktivität erlangen wir (wieder) ein ganz sicheres und gutes Körpergefühl, stärken unsere Haltung, und das steigert unser Wohlbefinden, und wir fühlen uns einfach besser und wohler in unserem Körper. Mithilfe der Sportübungen stärkt ihr nicht nur euren Körper und baut sanft Muskulatur auf, sondern ihr stärkt auch euer Selbstvertrauen. Ihr lernt euren Körper besser kennen und wisst bestimmte Signale richtig einzuschätzen. Ihr fühlt, welche Sexstellung für euch am besten ist, und ihr spürt, was eurem Körper guttut und was nicht. Außerdem werdet ihr ganz natürlich ein Gespür dafür haben, wann „es" so weit ist, dass bald die Wehen einsetzen und es endlich losgeht. Also trainiert und sensibilisiert euren Körper. Helft ihm, Großartiges zu leisten!

Ach, ihr seht schon: Es gibt einfach so viele Vorzüge, um in der Schwangerschaft sportlich aktiv zu bleiben! Und der Bogen zum Buch? Wenn ihr euch durch ausreichend Bewegung ausgeglichen und euch mit eurem Körper im Einklang fühlt, dann geht es euch insgesamt besser, und auch der Sex macht einfach mehr Spaß. Guter Sex hebt wiederum auch die Stimmung. Ein toller Kreislauf also. Mein Geheimrezept lautet darum tatsächlich: **Treibt regelmäßig Sport und habt regelmäßig Sex.**
  Außerdem erlangt ihr durch einen gut trainierten Beckenboden die

Möglichkeit, viel intensivere oder sogar multiple Orgasmen zu bekommen.

Für ein umfassendes angepasstes Training mit Muskel- und Toning-Einheiten, Cardio-, Bauch-, Beckenboden-, Po- oder auch Pilates- und Stretching-Einheiten, schaut euch auch gern mein MOVE IT MAMA-Programm an, ursprünglich entwickelt aus der Frage heraus, was ich während der Schwangerschaft überhaupt machen durfte oder gar sollte. So entwickelte ich mit der Zeit ein „Rundum-sorglos-Programm", das mich durch alle Phasen der Schwangerschaft sowie weitere vier postnatale Phasen begleitet hat – und das wird es euch auch. „Angepasst" meint, dass das Programm an eure individuelle Verfassung und vor allem an die verschiedenen prä- und postnatalen Phasen angepasst werden kann.

Für dieses Kapitel rund um die Schwangerschaft habe ich euch ein kurzes Kraft-Ausdauer-Workout und eine kleine Beckenbodeneinheit aus meinem MOVE IT MAMA-Programm mitgebracht. Die meisten Übungen darin sind zugeschnitten auf das dritte Schwangerschaftstrimester. Das heißt, dass die Übungen bereits sehr moderat gehalten sind. Solltet ihr in einem früheren Trimester stecken und euch gut und fit genug fühlen, könnt ihr die Übungen gern intensivieren oder natürlich die MOVE IT MAMA-App ausprobieren. Ich gebe im Folgenden schwierigere Varianten mit an, falls die angegebenen Übungen euch nicht genug fordern, oder leichtere Modifikationen, falls dies für euch erforderlich ist.

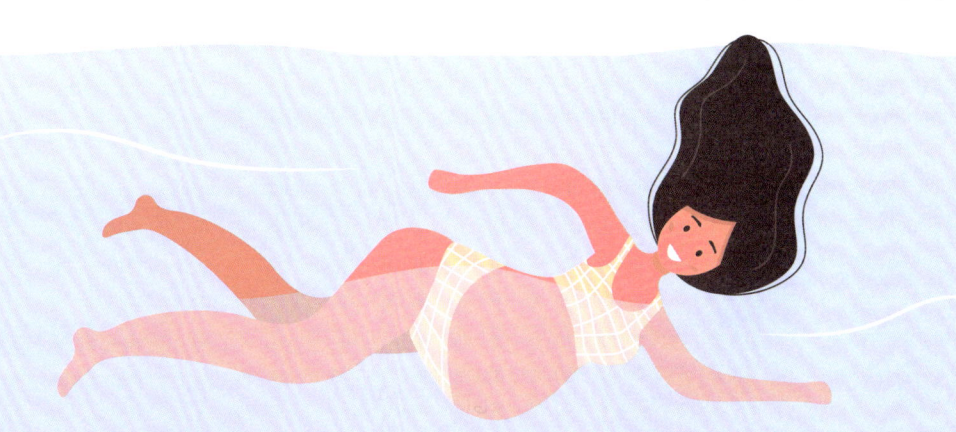

Die Übungen

Kraft-Ausdauer-Zirkel

Die folgenden fünf Übungen ergeben, nacheinander ausgeführt, einen kleinen Kraft-Ausdauer-Workout-Zirkel. Führt jede Übung für 45 Sekunden durch, gefolgt von 15 Sekunden Pause. Dann folgt die nächste Übung. Insgesamt führt ihr zwei bis drei Runden durch und bekommt so zehn bis fünfzehn Minuten knackiges Schwangerschafts-Kraft-Ausdauertraining zusammen.

Wenn ihr mehr auf Kondition statt auf Kraft trainieren möchtet, führt die Wiederholungen einer Übung schneller aus. Wenn ihr in zehn Sekunden zum Beispiel drei Kniebeugen schafft, dann erhöht hier auf fünf. Die Schnelligkeit darf aber nie zuungunsten der Ausführung der Übung gehen. Wollt ihr den Körper noch mehr kräftigen, nehmt gern Kurzhanteln oder Wasserflaschen zu Hilfe.

Sowohl die Kondition als auch die Kraft zu trainieren ist sehr hilfreich und grundsätzlich empfehle ich darum auch beides. Ihr könnt mit dieser Einheit gut beides miteinander kombinieren und euch so auf allen Ebenen stärken. Es werden übrigens nicht nur beim Ausdauertraining Kalorien verbrannt, sondern auch beim Muskeltraining.

GREIFT NACH DEN STERNEN

1. Stellt die Füße hüftbreit auseinander. Geht von hier in die tiefe Kniebeuge.

2. Dann geht wieder hoch und streckt euch bis auf die Zehenspitzen, Beine gestreckt, Arme über dem Kopf ausgestreckt. Achtet auf die komplette Streckung eures Körpers.

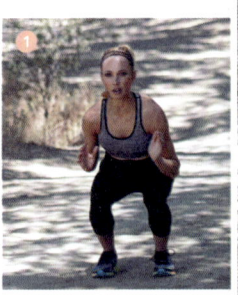
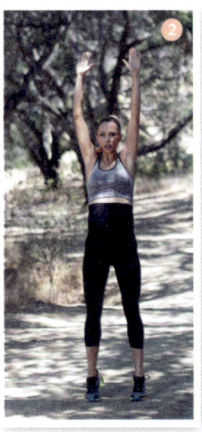

3. Geht dann wieder zurück in die tiefe Kniebeuge und beginnt das Ganze von vorn. Je schneller ihr die Bewegungsabläufe ausführt, desto eher trainiert ihr eure Kondition.

Im ersten Trimester könnt ihr diese Übung auch noch variieren hin zu einer Schnellkraftübung. Dafür springt ihr aus der tiefen Hocke in den Strecksprung (der Körper ist komplett gestreckt) und kommt dann sanft (das ist wichtig) wieder auf dem Boden auf. Je sanfter ihr springt, umso länger könnt ihr diese Variante auch noch während der fortschreitenden normal verlaufenden Schwangerschaft ausführen.

WEITE KNIEBEUGE MIT TRIZEPS-AKTIVIERUNG

1. Stellt die Beine weiter als hüftbreit auseinander, die Füße zeigen im 45-Grad-Winkel nach außen. Die Hände sind hinter dem Kopf zusammengefaltet.

2. Beugt nun die Knie in die weite Kniebeuge und streckt gleichzeitig die Ellenbogen Richtung Himmel (die Hände bleiben hinter dem Kopf, entweder verschränkt ineinander oder mit Gewichten) und spannt den Trizeps dabei bewusst an.

3. Führt diese beiden Bewegungen immer im Wechsel durch.
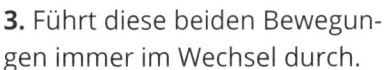
Haltet den Rücken bei der Übung gerade. Geht so tief, wie es sich für euch noch gut anfühlt, ihr könnt nichts falsch machen mit einer tiefen Kniebeuge. Je tiefer ihr geht, umso anstrengender ist es, und umso mehr arbeitet eure Po-Muskulatur. Außerdem öffnet ihr die Hüfte und dehnt sie.

LEITERKLETTERN

Mit dieser Übung streckt ihr euren gesamten Körper.

Stellt euch eine Leiter vor, die ihr hochklettern wollt. Bringt dazu Arme und Beine im Wechsel und über Kreuz nach oben: Streckt zum Beispiel erst den rechten Arm nach oben aus, als wolltet ihr nach der obersten Sprosse greifen, und hebt zeitgleich das linke Bein so hoch, wie ihr es schafft – als ob ihr auf eine höhere Stufe steigen möchtet. Dann kommt die andere Seite dran und so weiter.

Je nachdem, wie fit ihr euch fühlt, könnt ihr die Übung besonders im ersten und zweiten Trimester etwas schneller ausführen und quasi auf der Stelle joggen. Bringt die Knie richtig nach oben, um auch die Bauchmuskulatur zu aktivieren. Selbst im dritten Trimester ist „Hopsen" noch erlaubt, solange ihr euch dabei gut fühlt.

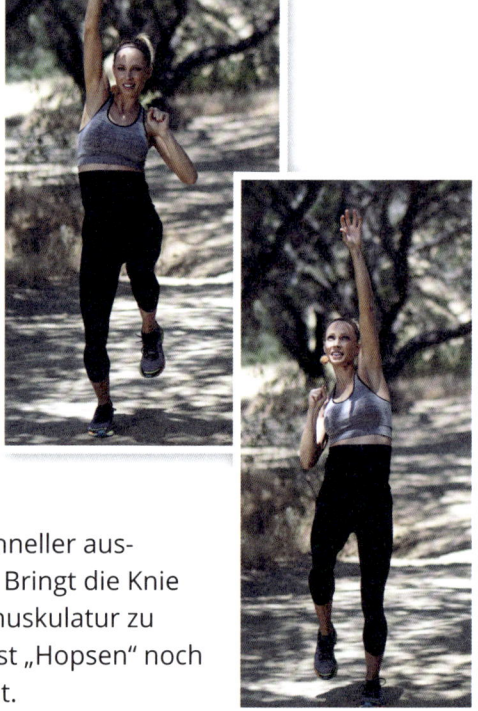

STARKE KÖRPERMITTE, STEHEND

1. Stellt euch aufrecht hin, die Füße stehen etwas mehr als hüftbreit auseinander. Die Arme hängen an der Seite herunter.

2. Streckt jetzt erst einen Arm gerade nach oben und führt ihn dann mit dem Ellbogen mit dem Knie des Beins derselben Seite seitlich neben eurem Körper zusammen. Ihr könnt eure Muskulatur noch mehr fordern, indem ihr Hanteln dazunehmt, wie ich auf den Fotos.

Mit dieser Übung, ob mit oder ohne Hanteln, trainiert ihr Körpermitte und Rumpf mit Bauch- und Rückenmuskulatur. Die muss gerade während der Schwangerschaft stark sein. Die geraden Bauchmuskeln dagegen werden spätestens ab der 20. Schwangerschaftswoche nicht mehr aktiv trainiert, d. h, ein gerader klassischer Sit-up wäre zum Beispiel kontraproduktiv.

3. In Runde zwei wechselt ihr die Seite. Bei einer möglichen dritten Runde alterniert ihr zwischen linker und rechter Seite.

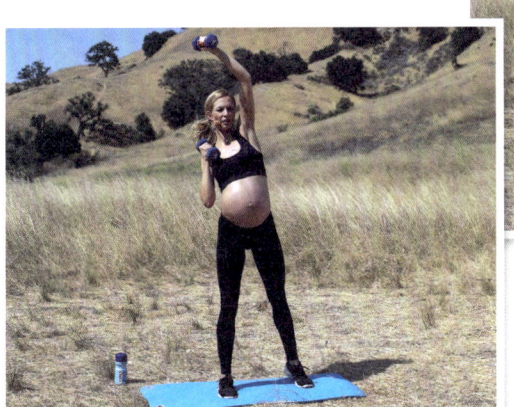

AUF DIE PLÄTZE – LIEGESTÜTZE
1. Ihr startet in der Liegestützposition. Die Hände platziert ihr genau unter euren Schultern. Spätestens ab der 20. Schwangerschaftswoche empfehle ich auch sportlichen Frauen, auf die Knie zu gehen, um so den

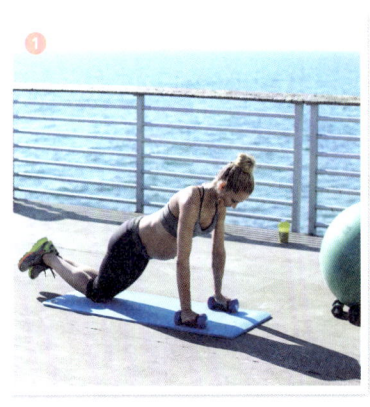

Druck von den geraden Bauchmuskeln zu nehmen. Je näher ihr die Knie Richtung Hände platziert, umso einfacher wird es. Im dritten Trimester könnt ihr also gern im Vierfüßlerstand starten (oder auch schon im ersten und zweiten Trimester, wenn ihr weniger trainiert seid).

2. Nun beugt langsam die Arme und führt euren Oberkörper Richtung Boden. Die Ellenbogen sollten dabei nach außen und etwas schräg nach hinten zeigen (45 Grad). Vermeidet ein Hohlkreuz oder das Herausstrecken des Pos. Falls das passiert, wechselt stets zu einer leichteren Version (Knie auf dem Boden oder näher Richtung Hände führen).

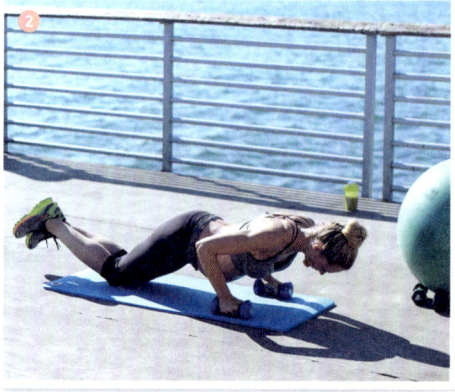

Je schneller ihr die Übung ausführt, umso mehr arbeitet ihr an eurer Kondition. Achtet allerdings bitte immer auf eine saubere Ausführung. Vorsicht ist beim Aufrichten geboten. Richtet euch gerade im ersten Trimester nach dieser Übung langsam wieder auf, da es andernfalls zu Kreislaufproblemen kommen kann. Alternativ könnt ihr die Liegestütze auch gegen eine Wand machen, dann spart ihr eurem ohnehin angekratzten Kreislauf das Runter und Hoch.

Beckenboden-Zirkel

Ob ihr es glaubt oder nicht, eine gute Körperhaltung und bestimmte Atemübungen schaffen Raum im Bauch und vermindern das Gefühl, sich aufgrund des wachsenden Bauchumfanges extrem unförmig und dick zu fühlen, nach dem Motto: „Ich platze gleich." Natürlich können sie uns dieses Gefühl nicht ganz nehmen, aber sie helfen wirklich gewaltig.

Außerdem unterstützen die folgenden An- und Entspannungsübungen aktiv euren Beckenboden, der ein bisschen Hilfe gebrauchen kann, denn aktuell drückt immerhin ein ganzes Baby samt Fruchtwasser und Gebärmutter auf ihn. Und dann wisst ihr ja auch schon, dass ein trainierter Beckenboden das Geheimnis für mehr Lustempfinden ist.

Die Entspannungstechniken für den Beckenboden könnt ihr später auch unter der Geburt anwenden. Und genauso, um euch zum Gipfel des Orgasmus zu befördern.

PLATZ IM BAUCH

Ausgangsposition: Setzt euch auf einen Stuhl oder noch besser auf einen großen Gymnastikball (je nach Körpergröße zwischen 65–85 cm Durchmesser). Die Füße setzt ihr komplett vor euch ab, fühlt eure Fersen, die Fußseiten und Fußballen auf dem Boden. Setzt euch aufrecht hin, stellt euch euren Oberkörper wie eine Tonne vor, der Kopf sitzt gerade oben auf, während die Beine unten angehängt sind. Der Bereich dazwischen bleibt aufrecht, ihr sackt also nie im Rücken zusammen. Jetzt wird es quer.

Erste Übung
1. Atmet durch den linken Sitzbeinhöcker ein und „zieht" ihn mit der Atmung zum gegenüberliegenden Beckenknochen. Kurz halten.
2. Lasst die Luft und die Energie beim Ausatmen diagonal zurück und in den Stuhl/Ball sinken.
3. Wechselt die Seite.

Zweite Übung
1. Zieht beide Sitzbeinhöcker zum einen Rippenbogen, haltet kurz.
2. Wenn ihr ausatmet, lasst den Atem und die Energie diagonal zurückfließen.
3. Wechselt die Seite.

Dritte Übung
1. Zieht die Sitzbeinhöcker zu einer Schulter, haltet kurz
2. Lasst beim Ausatmen die Energie wieder zurückfließen.
3. Wechselt die Seite.

Führt jede Übung auf jeder Seite ein- bis dreimal durch.

KINDSPOSITION

1. Kommt in die Kindsposition. Bringt dazu die Knie relativ weit auseinander und setzt euch mit dem Hintern zwischen den Beinen oder aber darauf ab.
Die Stirn darf auf dem Boden abgelegt werden. Muss aber nicht.
Die Arme streckt ihr lang nach vorn aus.

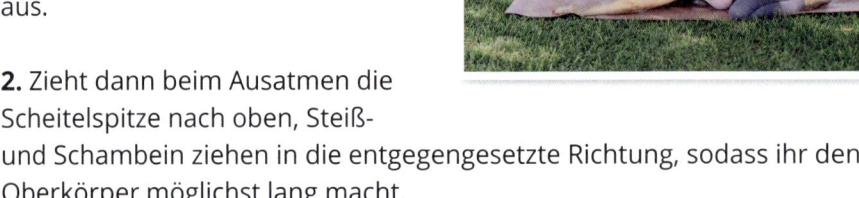

2. Zieht dann beim Ausatmen die Scheitelspitze nach oben, Steiß- und Schambein ziehen in die entgegengesetzte Richtung, sodass ihr den Oberkörper möglichst lang macht.

Das ist unsere **Grundposition,** die ihr für die nächsten Übungen haltet.

Erste Übung: Sitzbeinhöcker-Tanz
1. Zieht die Sitzbeinhöcker zueinander und lasst wieder locker.
Wiederholt das zehn- bis zwölfmal. Zur Hilfe könnt ihr dabei stets kurz einatmen.

Achtet dabei immer darauf, dass die Grundspannung erhalten bleibt. Ihr könnt jederzeit nachspannen, indem ihr bei der Ausatmung die Scheitelspitze nach vorn unten zieht, während Steiß- und Schambein in die andere Richtung ziehen.

Zweite Übung: An- und Entspannung
1. Atmet aus und zieht dabei den Bauchnabel Richtung Brustbein und gleichzeitig das Steißbein in der Vorstellung entlang der Wirbelsäule nach oben. Macht gern erst das eine, dann das andere. Bei der dritten Wiederholung verbindet ihr Körpervorder- und Körperrückseite.
2. Atmet ein und entspannt wieder. Dabei bleibt eure Grundausrichtung in der Kindsposition aber immer noch genauso.
3. Wiederholt das neun- bis zwölfmal.

Dritte Übungen: Losgelöst
(Erst ab dem dritten Trimester erforderlich, aber für den ultimativen Höhepunkt auch schon eher.)
Im dritten Trimester möchte ich euch bei einigen Atemübungen ans Herz legen, bei der Ausatmung in die Entspannung zu gehen. Das könnt ihr auch aktiv bei der Geburt einsetzen oder um zum Höhepunkt zu fliegen. Atmet in der Kindsposition ein und zieht den Babybauch nach oben. Atmet aus und lasst den Atem wieder durch die Körperöffnungen (Vagina, Anus, Harnröhre) hinausgleiten. Spürt dabei, wie sich die Körperöffnungen weiten und weicher werden. Damit kommt ihr in eine tiefe Entspannung.

Worauf sollte man beim Thema „Sex" in der Schwangerschaft achten?

Generell ist alles erlaubt, aber es gilt: Verlasst euch auf euer Gefühl. Sex in der Schwangerschaft hat sogar einen richtig guten Aspekt: Die „Glückshormone" Endorphine und Oxytocin werden ausgeschüttet. In der Schwangerschaft Sex zu haben, kann also richtig guttun.
Nur wenn ihr Beschwerden habt, solltet ihr auf euren Köper hören und gegebenenfalls auf Sex verzichten. Das gilt auch für alle Formen einer Risikoschwangerschaft.
Claudia Leder-Appiah, Hebamme

Bei Bauchschmerzen, Blutungen oder auch Frühgeburtsbestrebungen ist Sex tabu, egal in welcher Woche! Das gilt ganz allgemein für Risikoschwangerschaften.
Bei einer intakten Schwangerschaft ohne Komplikationen hingegen ist Geschlechtsverkehr vom ersten Trimester bis kurz vor die Geburt unproblematisch. Hier gilt es, in sich selbst hineinzufühlen, ob man Lust darauf hat.
Dr. med. Christopher Blanck, Frauenarzt

Bei Sex in der Schwangerschaft sage ich ganz klar: Die Frau entscheidet, was für sie noch angenehm ist.
Mit fortgeschrittener Schwangerschaft sind bestimmte Positionen vielleicht eher problematisch, darum kann es sein, dass ihr etwas variieren müsst, was die Stellungen angeht.
Bei einer Rückenposition kann es beispielsweise sein, dass der Bauch auf die Hohlvene drückt. Versucht also auch hier eure Wahrnehmung zu aktivieren – auch für den Beckenboden – und in euch hineinzuspüren, was sich (noch) angenehm anfühlt.
Anna Weiß, Physiotherapeutin

Die Schwangerschaft verändert generell bestimmte Funktionsweisen in unserem Körper und hat auch einen Effekt auf unsere Psyche. Das passiert bei jeder Schwangerschaft aufs Neue. Daher kann sich auch euer Lustempfinden mit jeder Schwangerschaft ändern, ebenso können sich die Fantasien, die wir haben, verändern. In welche Richtung das passiert, ist aber individuell unterschiedlich. Manche haben während der Schwangerschaft viel Lust, manche nicht, das wissen wir schon. Bitte merkt euch: Alles ist normal! Hört auf euren Körper und eure Gefühle. Fragt euch, was ihr braucht, genau das ist richtig – und das kann in jeder Schwangerschaft verschieden sein.

Aino Simon, Paartherapeutin

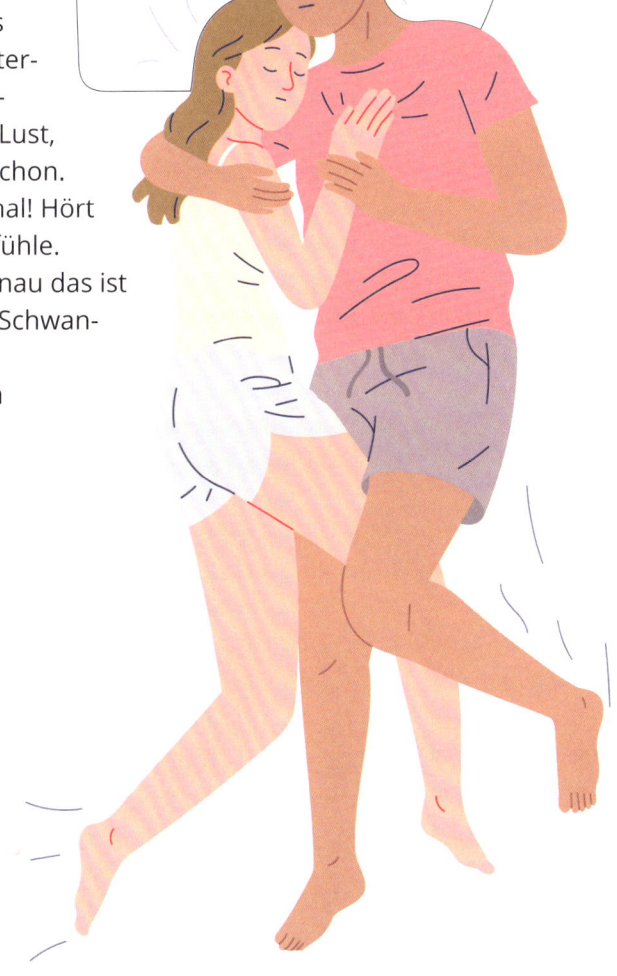

Wie war der Sex in der Schwangerschaft für euch?

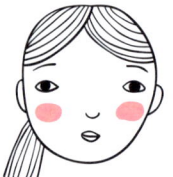

„Heftig – noch nie so intensiv jede kleinste Berührung wahrgenommen!"

„Geht so."

„Gut. Zum Teil auch intensiver, auf eine ganz eigene Art und Weise."

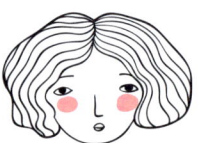

„Bei Schwangerschaft eins gab es keinen Sex, bei Schwangerschaft zwei sehr guten."

„Genial. Viel besser als vor und nach der Schwangerschaft."

„Anders, aber sehr leidenschaftlich!"

„Nicht so schön. Ich hatte Symphysenschmerzen, und nach einiger Zeit hatten wir keinen Sex mehr."

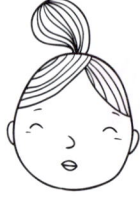

„Zum Ende hin wird's irgendwie umständlich und deshalb nicht so lustvoll, leider."

„Umständlich, je größer der Bauch."

„Ich habe mich nicht wiedererkannt, mein Mann war fast überfordert mit so viel Lust."

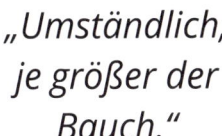

„Anstrengend."

„Nicht so schön wie vorher."

„Sehr selten und verhalten. Mein Mann hatte ab den Kindsbewegungen Angst, das Baby zu verletzten."

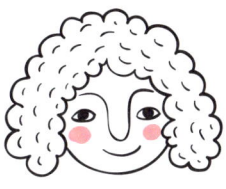

„Aufgrund von Blutungen hatten wir während der Schwangerschaft keinen Sex mehr."

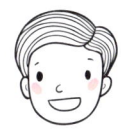

„Ich war anfangs überfordert, meine Frau hatte extrem Lust und war manchmal kaum zu bremsen."

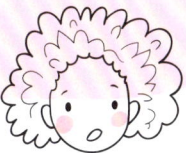

„Best ever."

„Anfangs ohne Bauch noch normal, aber zum Ende hin wollte ich fast gar nicht mehr."

„Mein Mann wollte keinen Sex während der Schwangerschaft."

„Montag = ausgefallen, Dienstag = ausgefallen, Mittwoch = ausgefallen ..."

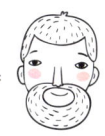

NACH DER GEBURT

Liebe und Zärtlichkeit nach der Geburt

Die Zeit nach der Geburt war bisher die einzige Zeit, in der mein Mann und ich mehrere Wochen am Stück keinen Sex hatten: Beim ersten Kind waren es fünf Wochen, beim zweiten sechs. Warum wir uns dazu entschieden haben, ob wir andere Wege für Nähe und Zärtlichkeit gefunden haben und wie es dann im ersten Jahr weiterging, davon möchte ich euch jetzt ein bisschen erzählen.

Birtes Lust- und Frusttagebuch in den ersten Monaten nach der Geburt

Direkt nach der Geburt unseres ersten Sohnes kommentierte mein schicker Beverly-Hills-Doc (ja, unsere Söhne sind beide in einem berühmten Krankenhaus in Beverly Hills geboren, und ich kam mir wie in einer US-amerikanischen Krankenhaus-Soap vor – darüber könnte ich glatt ein weiteres Buch schreiben …): „You're a rockstar! You did amazing. Now please get some rest, no intercourse during the first weeks post baby, please!"

Was also so viel hieß wie: Bitte bleib die nächsten Wochen abstinent, bis ich dir sage: „Du darfst wieder."

Was er noch sagte, war: „Ich werde dich jetzt mit ein paar Stichen hier unten nähen. Aber keine Sorge, ich bin so gut wie ein Schönheitschirurg, das wird wunderbar!"

Ich hatte zwar keinen Dammriss, aber sehr wohl einige äußere und innere Scheidenrisse, weil ich einfach viel zu stark gepresst hatte. Auf den ausdrücklichen Wunsch des 15-köpfigen Ärzte:Ärztinnen- und Schwestern:Pfleger-Teams hin übrigens, das auf einmal im Kreißsaal gestanden hatte, weil sich der Herzschlag meines Babys für einen Moment etwas verschlechtert hatte und in den USA eine etwas andere Versicherungspolitik herrscht als in Deutschland ...

Bei der zweiten Geburt habe ich das ganz anders gemacht und hatte keine Verletzungen. Ich würde darum gern jeder von euch stark davon abraten, so fest wie möglich zu pressen, da der Körper eigentlich sehr vieles von allein übernimmt, vor allem, wenn ihr ihn vorher durch richtige (Beckenboden-)Atemtechniken vorbereitet habt. Immer lässt sich das aber nicht vermeiden und darum auch nicht pauschalisieren – es kommt wie immer auf den ganz individuellen Fall an.

Zurück zum Sex – ehrlicherweise war ich sowieso davon ausgegangen, dass man in der Wochenbettphase (das sind die sechs bis acht Wochen nach der Geburt) keinen Sex haben sollte. Grundsätzlich wird empfohlen, damit zu warten, bis man das offizielle Okay des:der Arztes:Ärztin bekommt.

Etwa zwei Wochen nach der Geburt unseres ersten Sohns erlitt ich dann ein absolutes Down bezogen auf unser Sexleben. Denn wir waren es überhaupt nicht gewohnt, uns gar nicht anzufassen. Genau darum kamen wir dann auch schnell zu dem Schluss, dass es ja auch ohne Penetration geht, also eben ohne das klassische „Rein-Raus". Manchmal fallen einem die einfachsten und naheliegendsten Dinge nicht ein ... Und so genossen wir fortan bis zum offiziellen Okay des Arztes Erotik und Befriedigung mit Hand und Mund. Wobei ich einschränkend zugebe, dass ich es in den ersten Wochen nicht mal haben konnte, dass mein Mann mich oral befriedigt. Auch den Handjob übernahm ich anfangs lieber selbst. Auf das Thema „Berührungsangst" nach der Geburt kommen wir auf den folgenden Seiten noch mal zu sprechen.

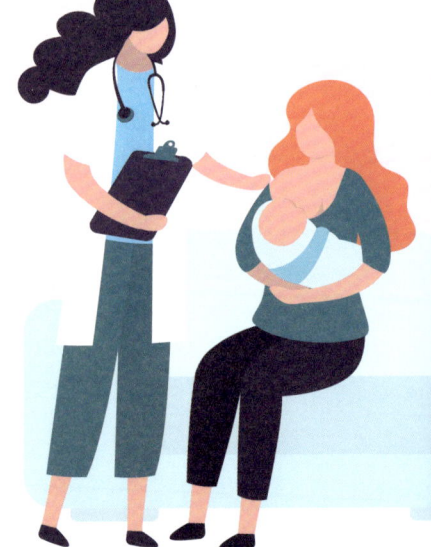

Ich erinnere mich noch genau daran, dass ich den Termin beim Frauenarzt dann einfach auf fünf Wochen nach der Geburt gelegt habe, um eine Woche zu „schummeln". Denn wir sollten eine Woche später einen zehntägigen Übernachtungsbesuch von einer Freundin bekommen, und ich dachte mir, dass wir den ersten Sex nach der Geburt lieber völlig „sturmfrei" haben sollten, anstatt uns eingeschränkt zu fühlen. Der Arzt gab auch wirklich das Okay, und ich kam nach Hause und sagte: „Wir dürfen wieder!"

Wichtig zu erwähnen ist, dass ihr euch auch in dieser Zeit bereits absolut Gedanken über die Verhütung machen solltet! Denn rein theoretisch könntet ihr schon wieder schwanger werden. Das kann nämlich ab dem Moment der Fall sein, wenn der Eisprung wieder einsetzt. Und dieser findet ja normalerweise statt, *bevor* ihr eure Periode bekommt. Und wann die nach der Geburt wieder einsetzt, ist nicht vorhersehbar. Alles ist also theoretisch möglich, und auch auf die alte „Weisheit", dass stillende Mütter nicht schwanger werden können, verlässt sich heutzutage kein Mensch mehr. Es stimmt zwar, dass durch das Stillen das Hormon Prolaktin ausgeschüttet wird, das für die Milchbildung sorgt und gleichzeitig den Eisprung hemmt. Wenn ihr aber nicht sofort wieder schwanger werden wollt – und tatsächlich wird empfohlen, ungefähr ein Jahr zu warten, bevor man erneut schwanger wird (hier ist die Forschungslage aber sehr unterschiedlich und nicht abschließend geklärt. Wenn ihr dazu Fragen habt, klärt sie am besten direkt mit eurem:eurer Frauenarzt:ärztin) –, sollet ihr euch vor dem ersten Sex nach der Geburt mit der zu euch passenden Verhütung beschäftigen.

Ich hatte damals ja erst zwei Jahre zuvor die Pille abgesetzt und wollte sie eigentlich nie wieder einnehmen, in diesem Moment erschien es mir aber am einfachsten – und so verschrieb mir mein Beverly-Hills-Doc also die Antibabypille. Die ich allerdings vier Wochen später schon wieder absetzte, weil ich einfach wirklich keine Hormone mehr schlucken wollte. Bei unserem „ersten Mal" waren wir dadurch aber noch „vogelfrei".

Und dann war dieses „erste Mal" leider gar nicht so prickelnd wie gedacht und ersehnt, ehrlich gesagt, tat es mir sogar ziemlich weh. Wir probierten es mit verschiedenen Stellungen und empfanden dann die Missionarsstellung, die eigentlich so gar nicht unser Favorit ist, als praktikabel, (fast) schmerzfrei und auch recht lustvoll … Hatte ich einen Orgasmus? Ich glaube ja, aber nur mithilfe von klitoraler Stimulation – die ich ganz gern ohnehin zusätzlich übernehme.

Im ganzen ersten Jahr nach der Entbindung habe ich übrigens sehr viele Gefühlsschwankungen durchgemacht, wie ich es von mir überhaupt nicht kenne. Regelmäßigen Sex hatten wir aber immer. Dabei hatte ich durchaus noch recht lange leichte Schmerzen in einigen Stellungen, doch mit ein bisschen Kreativität lief es ziemlich gut.

Ich will mit dieser Aussage keine von euch unter Druck setzen, bloß nicht! Sex soll nicht zum Zwang werden. Jede von euch entscheidet selbst, wann der richtige Zeitpunkt für sie ist, um wieder einzusteigen. Das kann kurz nach der Geburt sein (auf jeden Fall ohne Penetration), nach dem Okay des:der Arztes:Ärztin, Monate nach der Geburt oder auch erst ein Jahr später. Ihr seid die Chefin. Denn während Sex für die eine Erholung, Ablenkung vom Mama-Alltag und Befriedigung ist, bedeutet er für die andere zusätzlichen Stress. Dazukommt, dass auch wirklich nicht jeder Tag gleich ist und damit die entsprechende Stimmung.

Während ich dieses Buch schreibe, befinden wir uns übrigens noch im Jahr eins nach der Geburt unseres zweiten Sohns. Bei der Entbindung, die ja auch mein Beverly-Hills-Doc betreute, lief alles doch tatsächlich noch reibungsloser ab als beim ersten Mal. Ich atmete durch die Presswehen hindurch – auf Empfehlung meiner Doula, die mich in den letzten Minuten vor der Geburt begleitete – und überließ so meinem Körper den Job. Kein 15-köpfiges Team erforderlich, und selbst dem Doc sagte das

Krankenhausteam beinahe „zu spät" Bescheid. Siehe da: keine Geburtsverletzungen und nach 45 Minuten ab dem Zeitpunkt, in dem wir das Krankenhaus betreten hatten, war der kleine Mann auf der Welt. Und während ich noch nach der ersten Geburt gesagt hatte: „Nie wieder", empfand ich diese zweite Geburt im Vergleich wirklich als eine Art „Spaziergang".

Unseren ersten Sex hatten wir wieder nach dem offiziellen Go des Docs, dieses Mal die „echten" sechs Wochen nach der Geburt. Ich hatte auch, ehrlich gesagt, nicht so sehr auf einen früheren Kontrolltermin hingearbeitet. Vielleicht aufgrund der Erinnerung, dass es beim letzten „zweiten ersten Mal" doch noch ziemlich wehgetan hatte. Aber dieses Mal war es anders. Ich war ehrlicherweise geradezu überrascht, dass es gar nicht schmerzte, sondern von Anfang an wirklich lustvoll und schön war. Nach der zweiten Geburt war meine Lust insgesamt anders. Zwar empfand ich kurz nach der Geburt extreme Lust – mehr als nach der ersten Geburt –, doch ließ diese über die Wochen wiederum viel deutlicher nach. Insbesondere die Doppelbelastung mit Kleinkind und Baby ist schon sehr hoch. Die Hormone schwanken zwischen absoluter Glückseligkeit und „Wie soll ich den Tag überstehen?". Die Kunst ist, den Schalter von „Mama-Alltag" und „Mama-Pflichten" umzulegen auf „Sex und Zärtlichkeit". Berührungen zuzulassen, obwohl man den ganzen Tag schon so innig mit dem Baby (und Kleinkind) verbracht hat. Das Ganze noch getoppt durch Erschöpfung und Müdigkeit.

Trotzdem versuchen wir unser Sexleben so gut es geht aufrechtzuhalten. Und wenn ich hier von regelmäßigem Sex schreibe, dann meine ich das genauso. Denn unser Trick ist, dass wir uns **zum Sex-Date verabreden.** Ganz ehrlich, ansonsten ist es doch fast unmöglich. Die Lust ist meist da, wenn es gerade überhaupt nicht geht, da die Kleinen wach sind, der:die Partner:in nicht da ist oder was auch immer. Und wenn man dann endlich zusammenkommt, ist man vor allem ausgepowert und die Lust lange nicht mehr so präsent.

Während wir die Tagesschlafzeiten beim ersten Kind manchmal fantastisch nutzen konnten, bleibt diese Möglichkeit beim zweiten Baby aus, denn da ist ein Vierjähriger, der in der Zeit, wenn sein kleiner Bruder schläft, besonders unsere Aufmerksamkeit sucht. Wenn wir irgendwann erschöpft nach dem Zu-Bett-Bringen der Kleinen zusammenkommen, nehmen wir uns die „Weisheit" einer Bekannten aus Los Angeles zu Hilfe: „Sex ist wie Sport, wenn man erst mal anfängt, dann macht es Spaß, und spätestens danach ist man froh, dass man es gemacht hat, und fühlt sich gut." Ich kann bestätigen: Ja, die Lust kommt beim Machen.

Dank Sex-Dates bekommen wir es also wirklich gut hin, auch wenn unser Liebesspiel im Moment, also im ersten Jahr nach der Geburt, noch eher altbewährt ist als experimentierfreudig. Das wird sich auch wieder ändern, wenn sich alles etwas mehr eingependelt hat und wir am Abend nicht mehr so hundemüde sind. So lange genießen wir das Altbewährte und sind uns dadurch näher und damit auch generell zufriedener.

Und natürlich gibt es auch mal einen Tag, da haben wir uns verabredet und müssen uns am Ende eingestehen: Wir sind fix und fertig, und das Schönste wäre jetzt, einfach zu schlafen, und zwar Arm in Arm, nicht miteinander – und das tun wir dann auch. Denn Sex sollte niemals zum reinen Pflichtprogramm werden, das wäre furchtbar für beide. Ich hoffe, dass euch die Antworten auf den folgenden Seiten dabei helfen können, einige Ängste und Bedenken in dieser besonderen Zeit nach der Geburt abzulegen und vielleicht auch, eure Libido zu stimulieren. Denn Fakt ist, dass mit der Geburt eine wunderschöne, aber auch sehr kräftezehrende Zeit eingeläutet wird. Eine Zeit, in der die Hormone Achterbahn fahren, hinzugesellt sich Schlafmangel, oftmals eine neue Rollenverteilung, überhaupt ein ganz neues Bild von sich selbst und weitere physische und psychische Aspekte, die für unser Liebesleben schon mal eine ordentliche Herausforderung darstellen können.

Eure Fragen

Wann darf ich nach der Geburt wieder Geschlechtsverkehr haben?

Die Geburt eines Kindes stellt mal eben das ganze Leben auf den Kopf (und auch den Körper). Besonders im Wochenbett – das sind in der Regel die sechs bis acht Wochen nach der Entbindung – sollten sich alle frischgebackenen Mamas darum viel Ruhe und Entspannung gönnen. Es heißt ja nicht umsonst Wochen*bett.*

Trotzdem verspürt die eine oder anderen von euch vielleicht schon bald das Bedürfnis nach sexuellem Kontakt. Oft lässt die Lust wie bei mir über die Zeit noch mal nach, was meist an der Gesamterschöpfung liegt, bedingt durch Schlafmangel und 24/7-on-demand-Sein für das Baby.

Wenn ihr zu denen zählt, die sich nach Intimität und Sex sehnen, dann solltet ihr ein paar Grundregel berücksichtigen.

Spontangeburt oder Kaiserschnitt

Erst mal ist wichtig zu unterscheiden zwischen Spontangeburt – also einer Vaginalgeburt – und Kaiserschnitt. Vor allem diejenigen, die mittels Kaiserschnitt entbunden haben, sollten sich genügend Zeit zur Erholung und Heilung geben. Schließlich müssen nicht nur Hautschichten, sondern auch Muskeln und Bindegewebe wieder zusammenwachsen. Drei Wochen lang solltet ihr euch mindestens schonen, viele Frauen brauchen aber auch länger, bis sich der tiefe Schnitt nach der Operation – denn es ist ja eine Operation – wieder vollkommen geschlossen hat. Zu dolle Bewegungen können die Narben nämlich wieder aufreißen lassen. Auch nach dem Kaiserschnitt kommt es zum Wochenfluss, an dem ihr euch sehr gut orientieren könnt.

Aber auch nach der sogenannten natürlichen Geburt wird empfohlen, gut auf sich und seinen Körper zu hören, auch was sexuelle Aktivitäten anbelangt. Gerade auch dann, wenn Geburtsverletzungen da sind wie Damm- oder Scheidenriss oder auch „nur" Schwellungen im Dammbereich.

Vier bis sechs Wochen Wochenfluss

Häufig wird von medizinischer Seite geraten – unabhängig von Spontangeburt oder Kaiserschnitt –, abzuwarten, bis der Wochenfluss versiegt ist. In diesem Zeitraum heilen nämlich die Verletzungen an der Gebärmutter, die durch die Ablösung der Plazenta entstanden sind. Der Wochenfluss ist das Wundsekret.

Wenn ihr aber schon während des Wochenflusses wieder Lust auf Sex bekommt, spricht theoretisch auch nichts dagegen, solange ihr euch dabei wohlfühlt und keine Schmerzen oder Blutungen habt.

Meistens wird empfohlen, zur Sicherheit in dieser frühen Zeit nach der Geburt möglichst mit Kondom zu verhüten, um so Infektionen an den teils noch frischen inneren Wunden vorzubeugen.

Ich persönlich bin Befürworterin, den Wochenfluss abzuwarten und das offizielle Okay des:der Frauenarztes:ärztin für den ersten Sex nach der Geburt einzuholen. Habt lieber bis zum Tag der Geburt Sex, danach könnt ihr euch gegenseitig erst mal auch oral befriedigen oder wie ihr es mögt.

Rückbildung der Gebärmutter

Sowohl für Kaiserschnitt-Mamas als auch für die, die eine natürliche Geburt hinter sich haben, gilt, dass die Gebärmutter sechs bis acht Wochen braucht, bis sie auf ihre (fast) ursprüngliche Größe und Form zurückgeschrumpft ist und bis sich der Hormonspiegel normalisiert hat.

Eine Ausschüttung von Oxytocin fördert die Rückbildung der Gebärmutter. Das Hormon wird vor allem beim Stillen ausgeschüttet. Aber auch bei reinem Hautkontakt, beim Kuscheln und Streicheln. Stillen ist also keine Grundvoraussetzung für die Bildung von Oxytocin, es geht auch über den engen Kontakt zum Baby, zum Beispiel beim Fläschchengeben. Oxytocin wird auch produziert beim Sex, insbesondere beim Orgasmus.Man könnte also behaupten, Intimität und Sex seien förderlich für die Gebärmutterrückbildung! Gebt euch aber wie gesagt bitte etwas Zeit direkt nach der Geburt, mutet euch nicht zu viel zu und lasst eure Wunden heilen, insbesondere in Bezug auf die Penetration. Dieses Wissen ist aber doch ein schöner Anreiz für Befriedigung „sonstiger Art", außerhalb der reinen Penetration durch den Penis oder ein Sexspielzeug.

„Normal" gibt es nicht
Die Berliner Charité führte eine große Umfrage bei Müttern durch, bei der herauskam, dass 90 Prozent von ihnen ein halbes Jahr nach der Geburt wieder lustvollen Sex ohne Schmerzen hatten. Viele aber auch schon früher. Die meisten Mütter, 40 Prozent, hatten laut dieser Studie sieben bis elf Wochen nach der Geburt das erste Mal wieder Sex. 25 Prozent warteten länger, drei bis sechs Monate.

Trotzdem gibt es kein „normal". Der richtige Zeitpunkt ist dann, wenn ihr euch wieder bereit für den Geschlechtsverkehr fühlt. Hört auf euren Körper. Falls ihr Schmerzen habt während des Sex, ist das ein deutliches Zeichen, dass euer Körper noch ein bisschen Ruhe braucht – oder zumindest, dass die Sexstellung einfach noch nicht die richtige ist (auch wenn sie es vor Schwangerschaft und Geburt vielleicht immer gewesen ist). Es gibt einige körperliche Veränderungen, die die Geburt mit sich bringen kann, die zu Unwohlsein und Schmerzen führen können: Zum Beispiel kann der Nervus pudendus, der Schamnerv, von der Schwangerschaft noch überdehnt sein. Es braucht einfach eine Weile, bis sich das wieder normalisiert. Oder wenn bei euch eine Senkung der Organe vorliegt, kann die ein oder andere Stellung etwas schmerzhaft sein. Dann probiert einfach eine andere Position aus. Einer Blasen-, Darm- oder Gebärmuttersenkung – häufig sinken die Organe auch gemeinsam etwas ab, da sie zusammenhängen – kann meist sehr effektiv mit Beckenbodenübungen/-training begegnet werden. Wenn nach den ersten Monaten der Beckenboden gestärkt ist, könnt ihr die Übungen mit Vaginalgewichten erweitern. Schaut dazu mal ab Seite 83 in meinem Expertinnenteil zum Thema „Love-Balls" nach.

Nur noch Schmusesex nach der Geburt?

Damit das zweite erste Mal ein befriedigendes wird, könntet ihr neben dem Wieder-Probieren von Altbewährtem möglicherweise auch eine andere Stellung ausprobieren. Ihr wisst schon: Was sich früher ganz toll angefühlt hat, könnte nach der Geburt unangenehm oder sogar schmerzhaft sein. Für das erste Mal nach der Geburt sind die Stellungen am besten geeignet, bei denen die Scheidenwand nicht zu sehr gereizt wird und euer Partner nicht zu tief in euch eindringt. Natürlich kann eine Penetration auch bei lesbischen Eltern stattfinden mithilfe von Vibratoren und anderem Sexspielzeug. Dafür gilt dann dasselbe. Immer wenn es im Folgende also um „Eindringen" oder „Penetration" geht, ist sowohl der Penis gemeint als auch ein entsprechendes Sextoy.

Wenn wir von lesbischem Sex ohne „Hilfsmittel" ausgehen, bei dem keine Penetration stattfindet, ist da in der Regel alles erlaubt und auch schonend für den Körper nach der Geburt – klitorale Stimulation durch das Reiben aneinander, Stimulation erogener Zonen mit der Zunge oder dem Finger, auch das Eindringen der Zunge oder des Fingers lösen in der Regel keinerlei Schmerzen aus. Das klassische Petting halt – ich glaube, dieses Wort habe ich das letzte Mal während meiner eigenen Pubertät benutzt. Wobei lesbische Paare, so glaube ich, noch ganz andere interessante Sexpraktiken in petto haben, von denen ich nicht besonders viel Ahnung habe, aber berichtet mir gern davon für die zweite Auflage! Petting und Co. sind aber für alle Elternpaare schöne, schonende und sichere Praktiken, um sich langsam an den Sex nach der Geburt heranzutasten. Probiert euch aus, denn eurer Körper hat einiges durchgemacht, und bei vielen ist jetzt die Zeit gekommen, den eigenen Körper langsam und behutsam neu kennenzulernen.

Wenn ihr aber Lust auf Penetration habt (ob mit Penis oder Sextoy), dann gibt es ein paar Stellungen, die insbesondere bei den ersten Malen nach der Geburt zu empfehlen sind. Welche neue Stellung euch möglicherweise in Zukunft besondere Freude bereitet, findet ihr schon nach und nach heraus, tastet euch langsam heran. Ihr braucht niemandem etwas zu beweisen. Das Wichtigste ist, dass es euch gefällt und ihr mit eurem:eurer Partner:in einen guten Weg findet. Was ihr tun könnt, wenn ihr sehr verunsichert seid oder sogar Angst vor dem „ersten Mal" habt, könnt ihr auf Seite 110 nachlesen.

Löffelchenstellung
Die Löffelchenstellung ist zum Beispiel super, um sich erst mal mit sanftem Kuschelsex an euer neues Körper- und Sexempfinden heranzutasten. Diese Position ist besonders gut geeignet, wenn ihr einen Kaiserschnitt hattet, denn einige Wochen nach der Operation besteht hier noch das Risiko, dass eure Narbe durch die starke Durchblutung und viel Bewegung beim Sex wieder aufreißen könnte.

Missionarsstellung
Eine weitere tolle Sexstellung ist die Missionarsstellung. Langweilig für euch? Das erste Mal Sex nach der Geburt rückt diese altbewährte Position in ganz neues Licht. Außerdem gibt es eine Menge Varianten, die ich euch hier vorstellen möchte. Achtet darauf, dass ihr eher Varianten wählt, die keine zu tiefe Penetration mit sich bringen. Folgendes könnte aber eine Inspiration sein, und wenn nicht für das erste Mal nach der Geburt, dann vielleicht für die folgenden Male.

● Ihr liegt auf dem Rücken, winkelt die Beine an und hebt sie in die Luft, während euer:eure Partner:in in euch eindringt. Die Füße könnt ihr auf dem Oberkörper eures:eurer Partners:in abstützen (wenn es sich um eine Frau handelt, ist natürlich Vorsicht geboten wegen der Brüste). Der Vorteil: Ihr könnt euren:eure Partner:in mit den Beinen etwas wegschieben, wenn es euch zu tief sein sollte.

● Wenn ihr die Füße lieber aufstellt, könnte es Abwechslung bringen, wenn ihr eure Lenden in Form einer Acht bewegt. Dabei aktiviert ihr gleichzeitig noch ordentlich den Beckenboden und könntet so auch leichter zum Orgasmus kommen. Probiert es mal aus und genießt die sanfte, gleichmäßige Stimulation.

● Wenn ihr an einer leichten oder auch stärkeren Gebärmuttersenkung oder Ähnlichem leidet, ist es ratsam, einige Kissen unter den Po zu legen, sodass euer Becken höher liegt als Schultern und Kopf. Alle Organe, einschließlich der Gebärmutter, werden so quasi leicht nach oben geschoben.

● Oder probiert einmal folgenden Stellung: Polstert die Sitzfläche eures Sofas so weit mit Kissen aus, bis eine Ebene mit der Armlehne entsteht. Nun könnt ihr euch auf den Rücken legen, mit dem Gesäß auf die Armlehne, und euer:eure Partner:in steht vor euch. Legt die Beine auf seine:ihre Schultern und dann kann er:sie im Stehen sanft in euch eindringen.

● Ihr könnt die Missionarsstellung aber auch kippen, indem ihr und euer:eure Partner:in auf der Seite liegt und euch dabei anschaut. Legt ein Bein über seine:ihre Hüfte, sodass euer:eure Partner:in gut in euch eindringen kann.

Mom on Top
Um die Tiefe des Eindringens selbst zu bestimmen, kann auch eine Position gewählt werden, bei der ihr oben sitzt. Wenn ihr dabei Augenkontakt halten möchtet, setzt ihr euch mit dem Gesicht zu eurem:eurer Partner:in auf ihn:sie. Benutzt ruhig eure Hände und stützt euch auf seinem:ihrem Oberkörper ab. So habt ihr mehr Kontrolle über die Tiefe des Eindringens und entlastet gleichzeitig eure Beine ein wenig. Natürlich könnt ihr euch auch mit dem Rücken zu eurem:eurer Partner:in setzen und die Hände auf seinen:ihren Oberschenkeln abstützen.

Bei allen Reiterstellungen ist aber Vorsicht geboten, denn die Schwerkraft kann euch hier einen Strich durch die Rechnung machen. Die Organe „rutschen" in dieser Position eher nach unten, dabei besteht die Gefahr, dass Schmerzen entstehen – insbesondere bei einer ohnehin vorhandenen Beckenboden-, Dickdarm- oder Gebärmuttersenkung. Dringt der Penis oder das Sextoy tiefer ein, kann er/es gegen den Muttermund stoßen. Darum rät der:die Frauenarzt:ärztin, dass der:die Partner:in sich in dieser Position relativ ruhig verhalten sollte, damit ihr die Bewegung und Tiefe des Eindringens sicher steuern könnt.
    Wenn Schmerzen auftreten, hilft es, in die Variante der Missionarsstellung zu wechseln, bei der ihr ein Kissen unter den Hintern legt, damit die Organe wieder „nach oben rutschen".

Insgesamt gilt, dass sich diese Tipps nicht nur auf das erste Mal nach der Geburt beziehen, sondern so lange gelten, wie ihr noch (auch leichte) Schmerzen beim Sex verspürt.
    Jeder Körper ist verschieden – probiert am besten aus, womit ihr euch wohlfühlt, ihr habt ja nun im Hinterkopf, was los sein könnte und wie dem möglicherweise abgeholfen werden kann, wenn es in einer Stellung vielleicht noch zwickt und zwackt. Am besten sollte es gar nicht wehtun, natürlich.

Tut das erste Mal nach der Geburt weh?

Die meisten von euch, die sich für dieses Kapitel interessieren, haben den Geburtsschmerz wahrscheinlich noch recht gut in Erinnerung. Aber wisst ihr was? Man „vergisst" ihn tatsächlich mit der Zeit. Bei meiner zweiten Geburt empfand ich es lustigerweise schon direkt nach der Entbindung als „nicht mehr so schlimm" beziehungsweise konnte ich mir vorstellen, noch mal ein Kind zu bekommen, obwohl ich eine natürliche Geburt ganz ohne Schmerzmittel hinter mir hatte.

Gehen wir aber davon aus, dass viele von euch den Schmerz noch sehr präsent haben, so wie ich nach der ersten Geburt, oder unter noch nicht verheilten Geburtswunden leiden und sich darum unsicher fühlen, was das Thema „Geschlechtsverkehr nach der Geburt" angeht.

Sprecht mit eurem:eurer Partner:in über eure Sorgen, vielleicht hat er:sie sich ja auch schon Gedanken dazu gemacht, weil er:sie Angst hat, euch wehzutun. Dann geht auch er:sie möglicherweise ebenso angespannt in euer zweites erstes Mal und kann es genauso wenig genießen wie ihr.

Wählt gemeinsam bewusst erst einmal eine Stellung, bei der euer:eure Partner:in nicht so tief in euch eindringt, einige Inspirationen dazu habe ich euch in dem vorigen Beitrag bereits geliefert.

Und dann ist ganz wichtig: **Versucht, entspannt zu bleiben!** Denn je mehr ihr euch aus Angst vor den Schmerzen anspannt, umso unangenehmer kann der Sex tatsächlich für euch werden, denn dann verspannt sich der gesamte Beckenboden und womöglich auch die Dammmuskulatur. Es kann im schlimmsten Falle sogar zu einem schmerzhaften Scheidenkrampf kommen. Und das Eindringen wird in jedem Fall unnötig erschwert.

Auf der anderen Seite ist gar nicht gesagt, dass ihr überhaupt Schmerzen haben werdet. Es kann auch gut sein, dass alles einfach ganz wunderbar funktioniert und ihr euch fragt, warum ihr euch überhaupt so viele Gedanken darüber gemacht habt. Und falls ihr mehrere Versuche braucht, bis es „klappt" und sich gut anfühlt, ist das doch auch absolut in Ordnung. Beim ersten Mal damals hat es schließlich auch nicht sofort reibungslos geklappt, oder?

Euer Körper ist übrigens ziemlich clever: Bei den meisten Frauen setzt die Lust intuitiv erst dann wieder ein, wenn der Körper sich ausreichend regeneriert hat. Das bedeutet im Umkehrschluss: Wenn ihr im Alltag noch Schmerzen habt, ist vielleicht noch nicht der richtige Zeitpunkt für Sex gekommen.

    Grundsätzlich gilt: Geht es sanft an und hört auf eure individuellen Bedürfnisse, um ein möglichst schönes zweites erste Mal zu erleben. Nehmt euch so viel Ruhe und Zeit, wie euer Körper braucht, um zu heilen. Wenn ihr euch unsicher seid, wann es so weit ist, oder beim Geschlechtsverkehr Schmerzen habt, sprecht mit eurem:eurer Frauenarzt:ärztin darüber. Er:sie kann euch eure Sorgen meist nehmen und auch mit eurem:eurer Partner:in besprechen, wie er:sie euch helfen kann, schmerzfreien Sex zu erleben.

    Vielen hilft es aber auch, erst einmal den irgendwie „neuen" Körper selbst zu erkunden. Selbstbefriedigung bekommt also nach der Geburt eines Kindes eine ganz neue Bedeutung.

Ist es normal, dass es jetzt länger dauert, bis ich zum Orgasmus komme?

Ja, dazu kann es kommen. Und es kann verschiedene Gründe dafür geben, dass nach der Geburt der Orgasmus länger auf sich warten lässt oder sogar fürs Erste ganz ausbleibt. Das hat einfach damit zu tun, dass die Vorgänge in unserem Körper und in diesem Fall vor allem in unserer Psyche sehr komplex und multifaktoriell sind. Eine Geburt ist ein einschneidendes Erlebnis und manches Mal leider auch ein Trauma für Körper und Seele.

    Fangen wir mit dem Körperlichen an: Viele Frauen leiden nach der Geburt unter **Scheidentrockenheit.** Das ist vor allem bei stillenden Frauen der Fall und natürlich ein Zustand, der den Sex mittels Penetration eher unangenehm bis hin zu schmerzvoll macht. Wie wir dem begegnen können, dazu kommen wir später noch.

Dann ist euer **Beckenboden** schon durch die Schwangerschaft und dann bei der Geburt extrem belastet worden. Die Ausprägung eurer Beckenbodenmuskulatur ist aber ein entscheidender Indikator für den Orgasmus. Darum ist es so wichtig, die Beckenbodenmuskeln nach der Geburt auch wieder zu trainieren. Beginnen könnt ihr das schon wenige Tage nach der Geburt mit sanfter Bauch- und Beckenbodenatmung und ganz vorsichtigem Beckenbodenstimulationstraining. In der „offiziellen" Rückbildungsphase kommen etwas anstrengendere Beckenbodenübungen hinzu. Dazu findet ihr mehr in meinem MOVE IT MAMA-Fitnessprogramm. Einige dieser Atem-, Kräftigungs- und Entspannungsübungen erkläre ich auch in meinen Expertinnenteilen.

Wenn ihr euren Beckenboden trainiert, bilden sich mehr neuronale Verknüpfungen und das Lustzentrum im Hirn wird schneller aktiviert. In der vororgasmischen Phase wird die Muskulatur des Beckenbodens mobilisiert und angespannt, und durch das anschließende Entspannen des Beckenbodens wird der eigentliche Orgasmus ausgelöst. Vielleicht erlebt ihr später sogar noch intensivere Orgasmen, weil euer Beckenboden fitter ist, als er vor der Schwangerschaft war.

Auch eine bei der Geburt **verletzte Klitoris** kann Grund dafür sein, dass ihr nicht so schnell oder erst mal gar nicht zum Höhepunkt kommt. Solche Verletzungen kommen aber zum Glück eher selten vor und brauchen einige Wochen zum Heilen.

Und dann spielt beim Orgasmus, wie immer beim Sex, auch **unsere Psyche** eine zentrale Rolle. Vielen Frauen fällt es ja ohnehin schon schwer, beim Sex die Gedanken loszulassen und sich ganz darauf einzulassen –

wenn auf einmal ein Baby da ist, dreht sich dieses Karussell meist noch schneller.

Zudem fühlen sich viele Mütter nach Schwangerschaft und Entbindung unsicher und unwohl in ihrem Körper, der Bauch hängt noch, vielleicht ziert ihn jetzt eine große Narbe, die Haut ist wabbelig, vielleicht sind während der Schwangerschaft Krampfadern und Besenreiser oder Schwangerschaftsstreifen aufgetreten … Egal, ob solche Gedanken ihre Berechtigung haben oder nicht, wenn sie plötzlich in den Kopf schnellen, ist es schwierig, sich auf den Sex zu konzentrieren und sich einfach fallenzulassen.

Eines solltet ihr in jedem Fall wissen: Ihr seid nicht allein. Leider ist es häufig der Fall, dass wir Frauen nach der Geburt nicht mehr so einfach zum Orgasmus kommen wie vorher. Doch meistens renkt sich das schon nach wenigen Wochen oder Monaten wieder ein. Ein paar Hilfestellungen gibt es auch in diesem Buch.

Ist es normal, dass ich nicht mehr angefasst werden will?

Ja, auch das ist für viele Neu-Mamas absolut normal. Normal ist, dass die Versorgung eures Kindes euch so sehr in Anspruch nimmt, dass schlicht und ergreifend keine Energie mehr für anderes da ist. Da kann sogar mal ein Streicheln eures:eurer Partners:Partnerin zu viel sein. Diese Berührungsmüdigkeit kann euch und euren:eure Partner:in natürlich verunsichern und unbewusst eine schlechte Stimmung in eure Beziehung bringen.

Diese Anwandlung ist aber einfach einem klugen Schachzug der Natur geschuldet. Denn die richtet nach der Geburt erst einmal alles danach aus, dass es eurem Baby möglichst gut geht und es besonders viel Liebe und Aufmerksamkeit von der Mama bekommt. Es hat die absolute Priorität. Ihr schüttet dazu Hormone aus, die schlicht und einfach eure Lust mindern.

Mich hat dieses Wissen damals etwas beruhigt, um ehrlich zu sein. Vielleicht geht es euch ja genauso. Und glaubt mir, mit ein bisschen Unterstützung ist in eurem Alltag bald wieder mehr Platz für Sex – bei der einen etwas früher, bei der anderen etwas später. Vor allem, wenn Sex auch für euch, euren:eure Partner:in und in eurer Beziehung einen hohen Stellenwert hat, ist das doch gut zu wissen.

Bei vielen fällt das wieder stärkere Lustempfinden übrigens mit dem Abstillen zusammen (ebenso mit dem langsamen Abgewöhnen der reinen Fläschchennahrung). Denn während dieser großen Nähe zum Baby wird Oxytocin ausgeschüttet, das eure Lust auf Sex zusätzlich senkt. Es ist dasselbe, das beim Orgasmus ausgeschüttet wird – und ihr wisst es wahrscheinlich selbst: Nach dem Höhepunkt hat man meist nicht sofort wieder Lust auf Sex. Stattdessen verfallt ihr in einen eher „verkuschelten" Zustand. Gebt eurer Libido also die Chance, sich zu regenerieren, sowohl nach der „Fütterung" eures Babys als auch nach dem Orgasmus.

Wichtig zu begreifen ist – für beide Seiten –, dass ihr euch natürlich nicht in einen ganz anderen Menschen verwandelt habt oder dass ihr euren:eure Partner:in womöglich nicht mehr liebt oder eure sexuellen Bedürfnisse mit der Geburt ein für alle Mal begraben worden sind. Erklärt eurem:eurer Partner:in, wie ihr euch fühlt, denn nur so kann er:sie verstehen, was in euch vorgeht und warum ihr euch für Wochen oder vielleicht sogar Monate körperlich von ihm:ihr zurückzieht. Das ist wichtig, damit euer:eure Partner:in nicht in Selbstzweifel verfällt und sich fragt, was er:sie falsch gemacht hat – und sich am Ende selbst zurückzieht.

Manchmal kann es aber auch hilfreich sein, sich einfach auf eine Mini-Date-Night mit eurem:eurer Partner:in einzulassen. Vielleicht steht euch nur der Kopf im Weg, und wenn ihr die Berührung eures:eurer Partners:Partnerin erst einmal zulasst, merkt ihr, wie sehr euch das auch guttun kann. Denn Streicheleinheiten, sexuelle Erregung und dann natürlich erst recht der Orgasmus selbst (kein Muss) lösen einen Hormoncocktail in uns aus, der uns entspannter und zufriedener sein lässt – wodurch die Zuneigung zum:zur Partner:in auch wiederum gestärkt wird. Es ist also vielleicht einen Versuch wert, sich auf den nächsten Annäherungsversuch eures:eurer Partners:Partnerin einzulassen oder gar selbst einen zu starten.

Mein ganz persönlicher Tipp ist hier wirklich: Gebt euch hin und wieder einen kleinen Ruck – natürlich ohne euch unter Druck zu setzen. Ich verstehe, dass ihr müde seid und aktuell vom Baby völlig eingenommen werdet. Aber eurer Beziehung und euch selbst wird es guttun, ein kleines sexuelles Erlebnis als Abwechslung zum Mami-Alltag zu haben.

Ich spreche hier natürlich immer nur aus eigener Erfahrung, der unserer Experten:innen und auf Basis von Interviews mit anderen Müttern. Pickt euch – und das gilt für das ganze Buch – die Tipps heraus, die für euch passen. Schaut, was gut für euch ist. Lest dazu gern noch mal den Abschnitt zum zweiten ersten Mal (Seite 106). Ich glaube, die Tipps dort könnten auch längerfristig in der Phase nach der Geburt von Bedeutung sein.

Warum ist meine Scheide so trocken?

Scheidentrockenheit nach der Geburt ist leider gar nicht so ungewöhnlich. Symptome wie Juckreiz und Brennen, Druckgefühl, kleine Risse in der Scheidenhaut, leichte Blutungen oder auch Schmerzen beim Geschlechtsverkehr sind dann typisch und das Eindringen des Penis wird erschwert.

Normalerweise bildet sich unter anderem bei eurer Erregung das Vaginalsekret (das haben wir bereits auf Seite 73 näher erklärt) – unser natürliches Gleitmittel. Allerdings ist es auch stark **hormongesteuert,** und zwar durch Östrogene. Weil die nach der Geburt erst mal zurückgehen (unter anderem beim Stillen), wird die Schleimhaut dünner und empfindlicher, die Vaginalflora kann aus dem Gleichgewicht geraten, was zu Scheidentrockenheit führt. Das ist nur eine Erklärung, warum unsere Scheide nach der Geburt trocken sein kann, denn die Ursachen für Scheidentrockenheit sind meist multifaktoriell.

Neben den körperlichen Ursachen kann die **Psyche** einen Teil zur Entstehung von Scheidentrockenheit beitragen. Seid ihr nach der Geburt vielleicht noch verunsichert und weniger selbstsicher mit eurem Körper? Auch Stress, Angst oder Nervosität schlagen sich auf die Erregbarkeit nieder und können zur Veränderung der Scheidenschleimhaut führen. Ganz wichtig ist dann, dass ihr Strategien zur Stress- und Problembewältigung findet wie Meditation und bewusste Entspannung durch Atemübungen (wie die in meinem Expertinnenteil im Kapitel „Sex im Elternalltag" ab Seite 146). Sprecht auch mit eurem:eurer Partner:Partnerin, so können ebenfalls häufig viele Ängste und Unsicherheiten abgelegt werden.

Vielen Frauen wird nach Schwangerschaft und Geburt auch Selbstbefriedigung wärmstens empfohlen, um den eigenen veränderten Körper erst mal selbst wieder kennenzulernen. Und wenn ihr es allein (oder zusammen mit eurem:eurer Partner:in) nicht schafft, euch zu entspannen oder die Trockenheit noch Monate nach der Geburt andauert und auch, wenn ihr bereits abgestillt habt, können psychische Blockaden auch mithilfe sexualmedizinischer Therapien gelöst werden.

Übrigens: Eine feuchte Scheide bedeutet nicht automatisch, dass ihr Lust habt. Feuchte und Erregung wird oft gedanklich vermischt. Hingegen kann auch eine trockene Scheide sehr erregt sein. Und wenn ihr trocken seid und keine Lust habt, habt eben auch mal keinen Sex. Zwingt euren Körper nicht, er hat offenbar gerade seine Gründe.

Die gute Nachricht ist, dass sich euer Scheidenmilieu, sofern es hormonell aus dem Gleichgewicht geraten ist, in der Regel nach der Stillzeit meist automatisch wieder in den „Normalzustand" bringt. So lange empfehle ich euch definitiv, ein **Gleitgel beim Geschlechtsverkehr** zu verwenden. Das Gel befeuchtet eure Schleimhaut und schützt euch vor Überreizungen oder gar Schmerzen beim Sex. Achtet beim Kauf des Gleitgels darauf, dass es entweder auf Wasser- oder Silikonbasis hergestellt wurde. Falls ihr Kondome nutzt, solltet ihr auch darauf achten, dass das Gleitgel präservativ-verträglich ist, damit sich keine kleinen Risse im Kondom bilden.

Außerdem solltet ihr besonders auf die richtige **Intimhygiene** achten, denn eine trockene Scheide ist anfälliger für Entzündungen und lokale Infektionen. Auf der anderen Seite kann eine übertriebene Intimhygiene die Trockenheit begünstigen. Grundsätzlich am besten geeignet ist dafür pures Wasser. Vermeidet aber, den Duschstrahl direkt auf eure Vagina zu halten. Ein klares No-Go sind außerdem herkömmliche Duschgels und Seifen. Sie greifen nämlich den Säuremantel der Scheide an und das macht die Schleimhaut noch anfälliger für Reizungen und kann Entzündungen fördern. Es gibt spezielle Intim-Waschgels, die den pH-Wert der Scheide nicht verändern und super-geeignet sind, da sie dem Juckreiz sogar entgegenwirken und rückfettend sind.

Ein weiterer kleiner Tipp: Es kann manchmal auch schon helfen, mehr **Wasser zu trinken** und ausreichend Vitamine zu sich zu nehmen, um die Scheidenflora positiv zu beeinflussen. Vielleicht spürt ihr keinen Soforteffekt, doch längerfristig bringt es definitiv etwas. Das gesamte körperliche Wohlbefinden kann sich immer auch positiv auf die Scheidenflora auswirken.

Warum laufen meine Brüste beim Sex aus – und was kann ich dagegen tun?

Zum Sex in der ersten Zeit nach der Geburt gehört die eine oder andere Körperflüssigkeit dazu, die uns bisher fremd war, wie Reste vom Wochenfluss oder Muttermilch. Versucht es mit Humor zu nehmen und lasst euch deshalb bloß nicht von der schönsten Nebensache der Welt abschrecken.

Sexuelle Erregung lässt tatsächlich die Milch fließen. Das liegt daran, dass das Hormon Oxytocin sowohl bei der Produktion von Muttermilch als auch beim Orgasmus eine wichtige Rolle spielt.

Das Austreten der Muttermilch kann natürlich unschöne Flecken hinterlassen auf Sofabezügen, im Bett oder wo ihr es auch immer treibt. Das ist aber auch schon alles. Bitte sagt euch und auch eurem:eurer Partner:in: Austretende Muttermilch ist weder peinlich noch eklig. Wenn es euch stört, legt vorsorglich ein Handtuch oder eine Decke drunter oder behaltet beim Sex einfach den BH an (mit Stilleinlagen). Aber vielleicht findet es euer:eure Partner:in sogar schön und gar erotisch, who knows …? (Ihr, wenn ihr ihn:sie fragt.)

Wenn euch die „auslaufende" Brüste aber selbst abtörnen und ihr die Leckage einfach vermeiden wollt, helfen euch vielleicht die folgenden Tipps.

● Geht „vorbereitet" ins Liebesspiel. Das heißt, ihr stillt vorher beziehungsweise pumpt die Milch ab. Übrigens, je öfter ihr stillt, desto weniger wahrscheinlich ist das unkontrollierte Überfließen der Brüste.

● Ist der Sex eher spontan oder ihr stellt fest, dass es trotz vorherigem Stillen/Abpumpen tropft, könnt ihr mit den Händen oder Fingern auf die Brustwarzen drücken. Bei manchen Frauen hilft das schon, um den Milchfluss für die nächste Zeit zu stoppen.

● Ab in die Dusche oder Badewanne! Zwar kann es hier genauso zum unerwünschten Milchfluss kommen, aber alles an Körperflüssigkeiten wird sofort weggespült beziehungsweise vermischt sich mit dem Badewasser. Das Auslaufen der Brüste fällt so gar nicht auf.

Es gibt keinen Trick, um den unkontrollierten Milchfluss ganz zum Versiegen zu bringen. Und trotzdem gibt es eine gute Nachricht: Bei den meisten Frauen hat sich nach sechs bis zehn Wochen ein gewisser Stillrhythmus entwickelt. Dann seid ihr und euer Baby höchstwahrscheinlich so aufeinander eingegroovt, dass sich die Milchproduktion an die Bedürfnisse des Babys angepasst hat und es immer seltener zum Auslaufen der Brüste kommt.

Warum pupst meine Vagina seit der Geburt beim Sex?

Einige von euch kennen den „Muschipups" vielleicht schon aus der Zeit vor Schwangerschaft und Geburt, andere erleben ihn danach zum ersten Mal. Und an die unter euch, denen das seltsame pupsähnliche Geräusch fremd ist: Das Folgende einfach trotzdem mal lesen, für den Fall der Fälle …

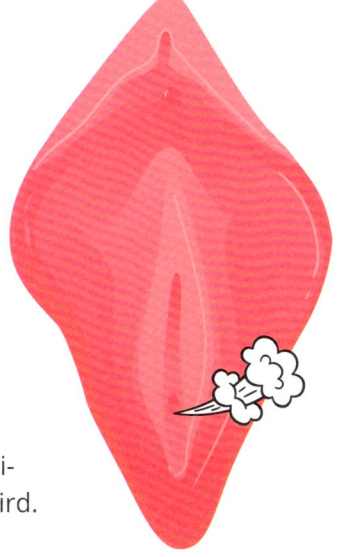

Wo Pupsis, die durch zu viel Gas und Blähungen hervorgerufen werden, mitunter ziemlich unangenehm müffeln, verströmt der „Scheidenfurz" keinen Geruch, denn hier handelt es sich lediglich um Umgebungsluft, die in die Vagina eingedrungen ist und durch einen Unterdruck wieder von ihr ausgestoßen wird.

Es gibt übrigens sogar einen Fachbegriff für dieses besondere (und auch besonders unangenehme) Pups-Geräusch: Flatus vaginalis. Und das Phänomen ist gerade nach natürlichen Geburten nicht völlig unüblich.

Die Vagina ist ein etwa acht bis zwölf Zentimeter langer Muskelschlauch aus glatter Muskulatur, der wunderbar elastisch ist. Die Wände der Vagina können sich unheimlich dehnen, um Platz für das Baby während der Geburt zu schaffen. Und es ist eben auch so, dass sich Größe und Form der Vagina je nach Wehen, Größe und Kopfumfang des Babys, Dauer der Presswehen und anderem zumindest vorübergehend verändert. Die Muskeln werden außerdem nicht nur gedehnt, sondern häufig auch geschwächt.

Diese neuen Dimensionen eurer Vagina machen es leichter möglich, dass Luft von außen in sie eindringt. Das liegt auch ein wenig daran, wie unsere Vagina individuell geformt ist. Generell gilt aber: Es dringt leichter Luft in die Scheide ein bei Stellungen, bei denen euer Becken höher liegt als euer Oberkörper, aber auch bei der Doggystellung dringt besonders viel Luft in die Vagina ein, aufgrund des Stoßens des Penis (oder eines entsprechenden Sextoys). Euer:eure Partner:in pumpt sozusagen bei jedem Stoß Luft in die Vagina. Diese hält die Luft in sich, bis der Unterdruck gelöst wird. Das geschieht entweder durch noch tieferes Eindringen oder vollständiges Herausziehen des Penis/Sextoys.

Und ja, natürlich ist es erst mal ein wenig unangenehm, „Ich hab nicht gepupst, das war nur meine Vagina!", zu sagen. Mit einem:einer festen Partner:in, der:die vor Kurzem sogar bei der Geburt dabei war, könnt ihr vielleicht einfach darüber lachen, nach einer Weile das Geräusch unter „Nachwehen der Geburt" verbuchen und schlicht ignorieren. Aber was ist bei einem:einer ganz neuen Partner:in oder gar One-Night-Stand? Gleiches kann übrigens auch beim Sport passieren.

Wenn euch die Sorge vor diesem Geräusch in der Öffentlichkeit zu viel

Druck macht, hilft ein Tampon, auch wenn ihr nicht eure Periode habt. Grundsätzlich ist ein Tampon aber natürlich nichts, was ich außerhalb der Regel in sich zu tragen empfehle, denn wir wollen das Scheidenmilieu ja nicht unnötig schädigen. Wenn es aber mal sein muss, dann wählt einen Tampon mit Milchsäurebakterien, alternativ die DIY-Variante: Dafür einen Tampon vor der Benutzung in Joghurt oder Quark eintauchen, um so die probiotische Wirkung zu erzielen.

Müssen wir von nun an mit Scheidenpupsen leben? Höchstwahrscheinlich nicht. Mit der Zeit findet die Vagina zu ihrer Ausgangsform und Größe zurück, zumindest fast und meistens. Wir können diesen Prozess mit bestimmten Übungen ganz gut unterstützen und beschleunigen. Sport für die Vaginalwände, quasi. Dafür wird unser guter alter Beckenboden (mal wieder) trainiert. In meinen Expertinnentipps findet ihr gleich ein paar praktische Übungen, die helfen, die Scheide wieder enger werden zu lassen (und damit weniger Luft reinzulassen). Und bis dahin oder generell und immer möchte ich euch wärmstens ans Herz legen: Lasst euch bloß nicht den Spaß am Sex verderben – auch nicht durch den Scheidenpups!

Stichwort „Salami im Hausflur" – wird meine Vagina je wieder so eng sein wie vor der Geburt?

Die Vagina weitet sich um bis zu ein Zehnfaches durch die Geburt! Doch schon wenige Stunden nach der Entbindung können wir uns nicht mehr vorstellen, dass da mal ein Kind mit einem Durchschnittskopfumfang von 33 bis 38 Zentimetern durchgepasst hat. Ich kann euch also versichern, dass die Scheide grundsätzlich nicht so überdurchschnittlich geweitet bleibt. Wir haben es mit einem Muskel zu tun, der sehr elastisch ist. Nach der Geburt brauchen die Scheidenmuskeln einfach einige Zeit, bis sie sich in den (fast) Normalzustand zurückgeschrumpft haben.

Diesen Rückschrumpfungsprozess könnt ihr durch bestimmte Übungen, die auch teilweise in der Rückbildungsgymnastik gemacht werden, beschleunigen. Insbesondere Beckenbodentraining eignet sich hier gut. Für die ersten hilfreichen Übungen blättert gern vor zu meinem Expertinnenteil in diesem Kapitel. Andernfalls schrumpft sich die Vagina manches Mal nur fast in ihre Ausgangsgröße zurück. Und ja, das kann belasten. Wir haben gerade erst vom „Scheidenpups" gelesen … Außerdem ist es gut möglich, dass ihr und euer Partner beim Geschlechtsverkehr weniger empfindet. Da gibt es allerdings ein praktisches Hilfsmittel: Versucht es mal mit einem Penisring, dann kann es sich schon enger beziehungsweise der Penis sich dadurch größer anfühlen.

Bin ich mit meinem After-Baby-Body überhaupt noch begehrenswert?

Durch eine Schwangerschaft und die Geburt verändert sich unser Körper, zum Teil erheblich. Ihr dürft nie vergessen: Er hat auch Unglaubliches geleistet! Euer Körper hat ein Wunder vollbracht! In euch ist ein Baby herangereift, das ihr ganz allein durch eure Körperkraft ernährt habt und habt wachsen lassen. Und ihr ernährt es durchs Stillen – wenn ihr stillt – auch noch weit über die Geburt hinaus. Und seid für sein Überleben und sein Glück verantwortlich. Doch auch, wenn wir das alles wissen, haben wir das recht, uns in unserem Körper nicht richtig wohlzufühlen, etwas Zeit zu brauchen, uns erst mal wieder an ihn zu gewöhnen, mit all seinen Veränderungen nach Schwangerschaft und Geburt. Grundsätzlich rate ich, dem Körper mindestens so viel Zeit zu lassen, sich zu regenerieren, der Haut, sich wieder zu straffen, wie er/sie gebraucht hat, sich auf das Kind vorzubereiten: in der Regel um die 40 Wochen.

Wie beim Beckenboden könnt ihr eurem Körper und eurer Haut auch durch zielgerichtetes Training, gesunde Ernährung und Ähnliches Hilfestellungen bieten, um sich bestmöglich zu regenerieren.

● **Vermeidet eine übermäßige Gewichtszunahme** während der Schwangerschaft. Normal ist eine Gewichtszunahme von 5–18 Kilo, bei Zwillingen bis zu 20 Kilo. Als Normalgewichtige solltet ihr im unteren Drittel bis Mitte liegen, als Übergewichtigen eher im unteren Bereich.

● **Trinkt genügend Wasser** und versorgt euren Körper so von innen mit Feuchtigkeit. Das macht auch die Haut elastischer. Grundsätzlich sind das mindestens zwei Liter am Tag, an warmen Tagen und während der Schwangerschaft empfehle ich eher drei bis vier Liter Wasser. Das regt den Stoffwechsel an, der ohnehin gerade während der Schwangerschaft manchmal etwas belastet ist.

● Auch eure Ernährung spielt eine entscheidende Rolle für euer Körpergewicht, aber auch für eure Haut. **Achtet auf eine ausgeglichene Ernährung mit viel frischem Obst und Gemüse.** Aber auch Hirse ist zum Beispiel ein Superfood fürs Bindegewebe. Es ist außerdem gut, möglichst proteinreiche Nahrung zu sich zu nehmen, da Protein das Muskelwachstum unterstützt und zudem Kollagen enthält, das die Haut straffer wirken lässt.

● Gebt darauf acht, **nicht zu lange und zu heiß zu duschen,** denn das trocknet die Haut aus. Wechselduschen hingegen stärken das Immunsystem. Gerade der Abschluss mit kaltem Wasser regt die Durchblutung an, lässt die Haut frischer aussehen und hilft uns außerdem, wach zu werden nach einer anstrengenden Nacht.

Vitamin-E-reichem Öl, wie zum Beispiel Mandel- oder Olivenöl, wird nachgesagt, eine straffende Wirkung zu haben. Am besten tragt ihr nach dem Duschen das Öl auf die noch feuchte Haut auf. Dabei könnt ihr eurer Haut gleich noch eine kleine Massage mitgeben, denn das fördert die Durchblutung und somit die Regeration der Haut. Cremt euren Bauch am besten täglich zweimal ein.

● Achtet generell auf **ausreichende Bewegung** in eurem Alltag. Wer hier unsicher ist, kann gern einmal in mein MOVE IT MAMA-Programm schauen. Dort bekommt ihr einen Trainingsplan mit entsprechenden Workouts vom ersten Tag der Schwangerschaft bis weit hinein in die postnatale Zeit als Mama, zugeschnitten auf die einzelnen Trimester und verschiedenen postnatalen Phasen. Dies erfordert Disziplin und echte Willenskraft, das ist mir klar – denn neben dem Mama-Alltag bleibt meist wenig Zeit für Sport- und Wohlfühleinheiten. Doch kurze Einheiten wie in diesem Buch könnt ihr vielleicht hier und da einbauen. Bitte fragt bei Unsicherheiten eure Hebamme und/oder euren:eure Frauenarzt:ärztin danach, wann ihr mit eurem Rückbildungs- und -stärkungsprogramm beginnen dürft.

● Es stimmt nachweislich, dass das **Stillen** dem Körper der Mutter dabei hilft, zusätzliche Pfunde loszuwerden und die Gebärmutter nach der Schwangerschaft zurückzubilden.

Neben den Übungen und den Tipps und Tricks für straffere Haut und gute körperliche Regeneration kann ich euch nur immer wieder wärmstens ans Herz legen, **nicht zu streng mit euch und eurem Körper ins Gericht zu gehen.** Seid geduldig mit euch und eurem Körper! Schreibt euch kleine Affirmationskarten mit positiven Gedanken und lest sie euch durch, wenn ihr gerade unzufrieden mit eurem Körper seid. Zum Beispiel könntet ihr auf die Karten schreiben: *Ich bin geduldig und schenke meinem Körper die Zeit, die er braucht, um zu heilen.* Oder: *Ich bin stolz auf das, was mein Körper in den letzten Monaten geleistet hat und immer noch leistet.*

Vielleicht habt ihr auch Lust, euch einfach mal ein paar **nette Dessous** zu gönnen. Die verhelfen uns, uns hübscher zu fühlen, und sie kaschieren die ein oder andere ungeliebte Körperstelle. Und diese kleine Extra-Mühe zeigt doch auch schön, dass in eurem „neuen" Leben auch eure Partnerschaft noch sehr wichtig ist.

Natürlich kann man auch mithilfe eines **chirurgischen Eingriffs** nachhelfen und ausbessern. Wenn der aber nicht wirklich gesundheitlich (dazu zählt auch die psychische Ebene) erforderlich ist, überlegt euch gut, ob ihr das wirklich machen wollt. Es sollte immer die letzte Wahl sein. Denn es ist und bleibt eine OP, die mit gewissen üblichen Risiken verbunden ist. Und wir wissen nie, ob das Ergebnis so ist, wie wir es uns erhoffen. Doch wenn es euch danach besser geht und ihr euch wohler fühlt, dann ist absolut nichts verwerflich daran. Das Wichtigste ist immer, dass ihr euch wohlfühlt in eurer Haut, im wahrsten Sinne des Wortes.

Dies alles sind keine Tipps, die Wunder bewirken, und doch kann alles helfen, damit ihr euch wohler fühlt – und das ist das Allerwichtigste. Und um den Bogen zum Buch zu spannen: Nur wenn ihr euch in eurem Körper wohlfühlt, könnt ihr überhaupt Lust auf Sex haben und sexuellen Kontakt wirklich genießen.

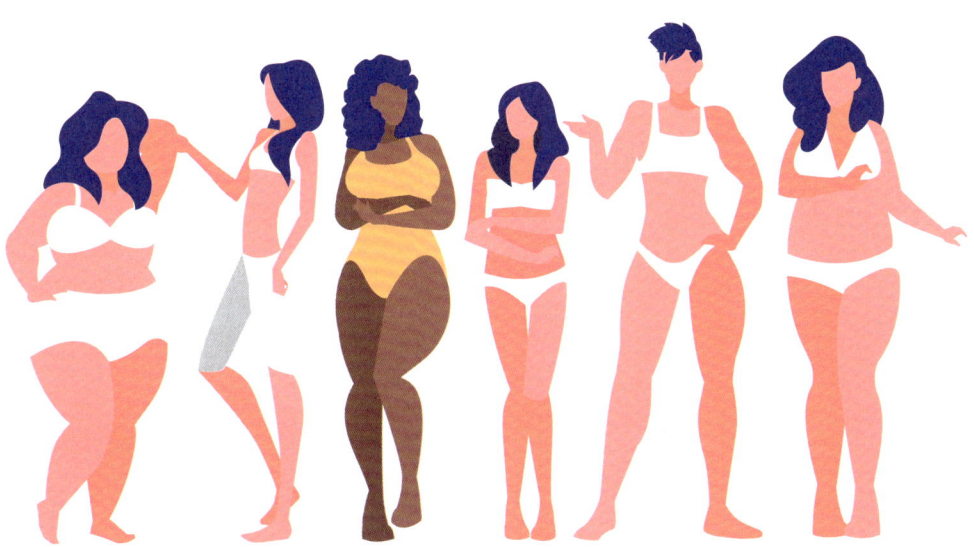

Darf man mit einem Baby im Zimmer Sex haben?

Diese Frage kann man nicht mit einem klaren Ja oder Nein beantworten, es kommt nämlich auf die Situation an. Geregelt ist diese Frage im Strafgesetzbuch unter §176a: „Sexueller Missbrauch von Kindern ohne Körperkontakt mit dem Kind." Dort wird unter anderem aufgeführt, dass sich der- oder diejenige strafbar macht, der:die sexuelle Handlungen vor einem Kind vornimmt oder von einer dritten Person an sich vornehmen lässt. Das kann je nach Schwere der Tat mit einer Freiheitsstrafe von sechs Monaten bis zu zehn Jahren geahndet werden.

Und was bedeutet das konkret für euch als Eltern? Macht ihr euch wirklich strafbar, wenn ihr Sex habt, während euer Baby neben euch selig in seinem Beistellbettchen schlummert? Nein. Schließlich ist es auch keine Pornografie, wenn die Eltern zu Hause mal nackt vom Badezimmer durch den Flur ins Schlafzimmer laufen und auch nicht, wenn die ganze Familie einen Ausflug zum FKK-Strand macht.

Das Gesetz ist vor allem dazu da, zu verdeutlichen, dass Kinder Sex (auch den der Eltern) nicht bewusst miterleben sollen. Es schützt Kinder bis zum Alter von 18 Jahren davor, dass Eltern oder andere Personen ihr Sexleben vor den Kindern ausleben, was wiederum zu psychischen Schäden bei den Kindern führen kann. Inwieweit wir uns nackt vor unseren Kindern zeigen dürfen, dazu mehr ab Seite 174.

Wenn euer Säugling aber neben euch im Beistellbett liegt und schläft, könnt ihr Sex haben, ohne euch strafbar zu machen. Das Alter des Kindes spielt dabei allerdings auch eine Rolle. Ein erst einige Wochen altes Baby sieht nur sehr verschwommen. Erst etwa ab dem dritten Monat erkennt es Menschen und ab dem vierten Monat umliegende Gegenstände.

Bei der Frage nach dem Einfluss auf Babys in Bezug auf die akustische Wahrnehmung vom Sex der Eltern sind sich Psychologen uneins. Da solltet ihr immer darauf achten, was sich für euch als Paar gut und vertretbar anfühlt und natürlich auch, ob euer Baby möglicherweise unruhig wird, wenn ihr Sex habt. Eigentlich kennt euer Kind die Sexgeräusche jedoch aus dem Mutterleib. Ab der 23. Schwangerschaftswoche können Babys Geräusche nämlich schon sehr differenziert wahrnehmen und sogar erste Erinnerungen daran speichern.

Entscheidet also selbst, ob Geschlechtsverkehr mit Baby im selben Raum für euch okay ist. Ich habe einmal in meinem umliegenden Freundeskreis nachgefragt, denn schließlich habe ich selbst mal die Jurabank gedrückt und mein Examen darin gemacht. Viele meiner Freundinnen haben Laufbahnen als Richterinnen und Anwältinnen eingeschlagen und mussten herzlich lachen, als ich fragte, ob „normaler elterlicher Sex" angeklagt werden kann.

Kurzum: Das, was für die meisten normal ist und sich richtig anfühlt, ist auch richtig. Und solange eure Kinder vom Sex nichts mitbekommen, ist doch alles gut.

Manche Eltern fühlen sich ohnehin schlicht unwohl, wenn ihr Baby mit im Raum ist, während sie Geschlechtsverkehr haben. Sie weichen stattdessen in andere Zimmer aus oder nutzen die Zeit, wenn die Oma, eine Freundin oder ein:e Babysitter:in auf das Kleine aufpasst.

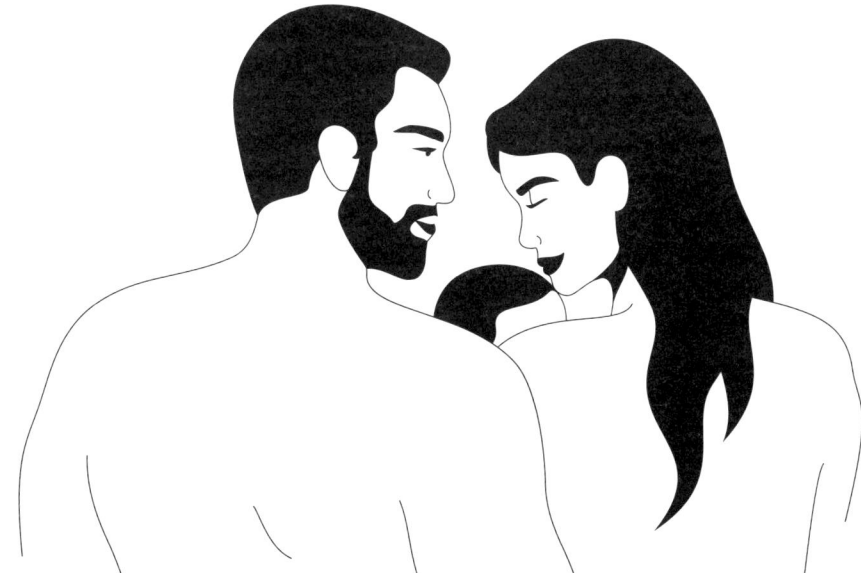

Die Sorgen der Partner:innen

Während ihr euch in der Schwangerschaft immer mehr mit eurem Baby vertraut machen und eine emotionale Bindung aufbauen konntet, ist das eurem:eurer Partner:in vielleicht nicht so leicht gefallen. Schließlich konnte er:sie zwar sehen, wie sich euer Bauch immer mehr wölbte und ab einem gewissen Zeitpunkt sogar Bewegungen darin spüren und sehen, aber ein bisschen abstrakter als für euch blieb die ganze Sache für ihn:sie bestimmt.

Macht eurem:eurer Partner:in hier bitte keinen Vorwurf, denn das ist ganz normal. Umso schöner, dass er:sie jetzt mit ganzem Stolz und voller Liebe euer gemeinsames Baby in den Armen halten und für es da sein kann.

Doch genau jetzt ist auch der Moment gekommen, in dem euer:eure Partner:in feststellt, dass sich auf einmal alles ums Baby dreht. Er:sie steht häufig nicht mehr an erster Stelle und fühlt sich etwas zurückgesetzt. Zumal gerade in der ersten Zeit vor allem die Mama erste Bezugsperson für das Baby ist und unglaublich viel Zeit und Nähe mit ihm teilt. Vielleicht verhaltet ihr euch auch anders eurem:eurer Partner:in gegenüber als vor dem Baby. Die schlaflosen Nächte setzen euch beiden zu, die neue, riesengroße Verantwortung, die auf einmal auch der:die Partner:in teilt. Ihr beide müsst euch nicht nur an eure neue Rolle als Eltern gewöhnen, sondern auch an eure veränderte Liebesbeziehung und euren sicherlich ganz neuen Drive im Alltag und Familienleben.

Damit ihr diesen Übergang so smooth wie möglich und mit viel Verständnis füreinander hinbekommt, kommen hier ein paar Dos and Don'ts. Damit schafft ihr die besten Voraussetzungen dafür, dass ihr weiter ein Liebespaar bleibt und nicht „nur" Eltern seid.

Teilt die Aufgaben
Das klingt erst mal herzlich wenig nach Romantik, doch es ist tatsächlich unheimlich wichtig, um Frust bei dem:der einen oder anderen zu vermeiden. Manche Dinge kann nur eine Mutter einem Baby geben, das ist klar. Umso wichtiger ist, dass ihr alle anderen anfallenden Aufgaben gemeinsam beziehungsweise geteilt erledigt. Sprich: Euer:eure Partner:in muss euch helfen. Doch gebt ihm:ihr auch die Chance dazu. Er:sie macht einiges bestimmt etwas anders als ihr, das fängt beim Windelnwechseln an und reicht bis zum Putzen der Wohnung. Lasst euren:eure Partner:in seinen:ihren Stil finden. Wenn ihr an allem herummeckert, demotiviert und frustriert das euren:eure Partner:in nur und das führt zu Streit oder dazu, dass ihr am Ende doch wieder alles allein macht. Macht euch beide immer wieder bewusst, was ihr gerade leistet, ohne aber die Aufgaben gegeneinander aufzuwiegen. Es geht niemals darum, wer mehr geschafft hat oder wer weniger geschlafen hat! Es geht darum, dass am Ende des Tages alles geschafft sein muss, dass ihr beide euer Baby kennenlernt und diese Zeit trotz aller Herausforderungen gemeinsam genießen könnt.

Sinnvoll und besonders schön ist natürlich, wenn euer:eure Partner:in einige Wochen von der Arbeit befreit ist, sobald das Baby da ist, um euch voll und ganz zu unterstützen. Es konnte nachgewiesen werden, dass Frauen, die von ihrem:ihrer Partner:in Unterstützung und Rückhalt erfahren, schneller wieder sexuelle Lust nach der Geburt verspüren, als Frauen, die sich für alles allein verantwortlich fühlen. Sagt das mal eurem:eurer Partner:in, denn das ist doch mal motivierend, oder?

Auf der anderen Seite wurde allerdings herausgefunden, dass Partner:innen, die ihren Frauen nach der Geburt mehr helfen, selbst weniger Lust auf Sex haben in den ersten Wochen nach der Geburt. Das liegt wohl schlicht und ergreifend daran, dass auch sie dann wesentlich mehr belastet sind. Und wir wissen schon: Stress, zu wenig Schlaf und großer (Leistungs-)Druck wirken sich umgehend schmälernd auf Lust und Libido aus. Doch das sollte selbstverständlich kein Grund sein, nicht zu helfen! Zusammen fällt einem eben alles leichter.

Wenn es in eurer Konstellation aus welchen Gründe auch immer nicht funktionieren sollte, dass euer:eure Partner:in Zeit findet, euch zu unterstützen, solltet ihr euch beide bitte vorher darüber im Klaren sein. Am besten gibt es dann andere liebe Menschen in eurem Umkreis, die helfen können, oder Haushaltshilfen.

Prioritäten überdenken
Häufig hilft es, die Prioritäten im Alltag zu überdenken oder zumindest, sich ihrer bewusst zu werden. Das Kind steht jetzt an erster Stelle, das ist für die Mamas schon dann ganz klar, wenn das Baby noch im Bauch steckt. Aber umso mehr, wenn es dann erst mal auf der Welt ist. Und es ist ja auch tatsächlich auf euch angewiesen. Eure Hormone übernehmen dann den Rest.

Doch auch wenn man teilweise davon ausgeht, dass auch der:die Partner:in, der:die nicht das Baby im Bauch hatte und es dort bereits spüren konnte, eine gewisse Anzahl an „Mama-Hormonen" ausschütten kann, steckt er:sie am Anfang niemals so tief „im Thema" wie ihr. Für euern:eure Partner:in kann das Umdenken der Prioritätenliste im Alltag nach der Geburt darum schwieriger und weniger offensichtlich natürlich sein. Er:sie muss erst in die neue Verantwortlichkeit und auch Elternrolle hineinwachsen dürfen. Und dazu braucht er:sie eure Hilfe.

Nehmt also bitte Rücksicht, versucht aber auch zu erklären, dass gerade die ersten Jahre entscheidend für die Eltern-Kind-Beziehung sind. Für beide Teile, natürlich. Je mehr euer Baby also auch Zeit mit eurem:eurer Partner:in verbringt und Nähe teilt, desto stärker wird auch deren lebenslange Beziehung zueinander sein. Es geht nicht nur um eine Zweierbeziehung zwischen euch und dem Baby, sondern im besten Falle um eine Dreierbeziehung von euch dreien (oder natürlich vieren, fünfen – je nachdem, wie viele Kinder ihr schon habt). Die Bindung stärken und festigen können Dinge wie Flasche geben, Windeln wechseln, ein Lied vorsingen oder einfach nur im Arm halten.

Wenn euer:eure Partner:in geschafft hat, seine:ihre eigene neue Rolle und seine:ihre Verantwortlichkeiten in eurem Gefüge zu finden, wird ihn:sie das immens in seinem:ihrem Selbstwert stärken und die neue Elternrolle ihn:sie wahrscheinlich sogar beflügeln.

Rücksicht nehmen heißt aber auch: Vergesst trotz allem Fokus auf das Baby bitte euren:eure Partner:in nicht. Auch euer:eure Partner:in will weiterhin von euch geliebt werden.

Seid zärtlich zueinander
Sobald ihr euch mir eurem neuen Alltag wohlfühlt, kommt die Lust auf Sex meist von ganz allein wieder. Versucht in der Zeit vorher trotzdem, euch nahe zu bleiben und Zärtlichkeiten auszutauschen. Das sollte von beiden Seiten ausgehen. Selbst Kleinigkeiten wie ein schneller Kuss, ein kurzer Wangenstreichler oder eine Umarmung helfen, die Nähe als Paar aufrechtzuhalten. Oder hinterlasst euch gegenseitig kleine romantische Botschaften wie „Du bist und bleibst mein Ein und Alles" oder „Auch wenn wir gerade nur wenig Zeit füreinander haben, genieße ich jeden Moment" oder „Auch wenn ich es aktuell nicht immer so zeigen kann, ich liebe dich!"

Toll ist es, wenn euer:eure Partner:in euch zum Beispiel am Abend noch massiert, manchmal entsteht gerade dann auch wieder die Lust auf Sex.

Vergesst nie, es ist eine wunderbare, aber auch äußerst herausfordernde Zeit für euch beide. Schaut einfach, was euch hilft, euch nach wie vor nahe zu sein, achtet aufeinander, verliert nie den Respekt voreinander und seid füreinander da, egal wie anstrengend der Tag gewesen sein mag. Nur so könnt ihr auch als Liebespaar bestehen und tatsächlich auch in eurer – noch recht frischen oder auch schon langen – Partnerschaft als Paar weiter wachsen.

Die Experten:innen

After-Baby-Body-Workout – meine Tipps

Ihr wollt euch einfach wohlfühlen beim Sex in eurem After-Baby-Body, vielleicht auch wieder enger werden „down under" und auch wieder mehr Lust verspüren? Und ganz nebenbei eventuell intensivere Orgasmen erleben? Das alles geht zwar nicht von heute auf morgen, und es wäre gelogen zu sagen: Macht die folgenden Übungen und alles ist wunderbar! Und dennoch können euch die folgenden Tipps dabei helfen, euren Zielen deutlich näher zu kommen.

Und wenn ihr dann durch kleine Teilerfolge eure Motivation erhöht, dreht sich die Spirale positiv und stetig nach oben: Euch geht es körperlich, hormonell (Sport = Glückshormone, wisst ihr noch?) und psychisch besser, euer Körper wird geformt, ihr fühlt euch attraktiver und begehrenswert, ihr habt Lust auf Sex ... Dann habt ihr vermutlich auch noch mehr Lust auf Training, und alles wird noch und dauerhaft besser. Mit der Zeit wird auch der Alltag einfacher werden. Denn gerade im ersten Jahr nach der Geburt wird uns Mamas (und den Papas) unheimlich viel abverlangt, sowohl körperlicher als auch seelischer Natur. Und auch wenn die Elternpflichten nach einem Jahr natürlich nicht wegfallen, ist doch vieles eingespielter und selbstverständlicher, und unser Körper hat sich von Schwangerschaft und Geburt erholt.

Starten wir mit einer Übung zum Thema „Salami im Hausflur", die euch hilft, eure Vagina wieder enger werden zu lassen. Dadurch wird der Sex und das Gefühl dabei für euch und euren Partner wieder intensiver und ihr geht gegen unangenehme Scheidenpupse vor. Übrigens eine tolle Übung, egal ob ihr eine vaginale Geburt oder einen Kaiserschnitt hattet und selbst, wenn ihr euch untenrum nicht „zu weit" fühlt.

Die Übungen

LET'S SHRINK IT – DIE ULTIMATIVE ÜBUNG, UM WIEDER ENGER ZU WERDEN

Bevor ihr diese Übung ausprobiert, startet bitte in den ersten fünf bis sechs Wochen nach der Geburt erst mal mit sanfter Bauch- und Beckenbodenatmung. Ihr seid so kurz nach einer (Vaginal-)Geburt noch gar nicht in der Lage, alles so zu spüren wie gleich beschrieben geschweige denn zu aktivieren. Ihr könnt auch warten, bis ihr mit eurer Rückbildung beginnt. Dann werdet ihr nach wenigen Wochen wirklich deutliche Erfolge feststellen.

1. Legt euch auf eure Seite. Winkelt den unteren Arm an und stützt den Kopf auf die Handfläche auf.

2. Stellt das obere Bein angewinkelt vor euch ab.
Für die Profis: Streckt auch das obere Bein und hebt es etwa 30 Zentimeter vom Boden.

3. Beim Ausatmen hebt ihr das ausgestreckte untere Bein an.
Für die Profis: Bringt beim Ausatmen wie auf dem Foto das untere Bein so nah wie möglich an das obere Bein heran.
Wie ihr ein- und ausatmet, dazu komme ich jetzt noch mal genauer, denn das ist bei dieser Übung besonders wichtig.

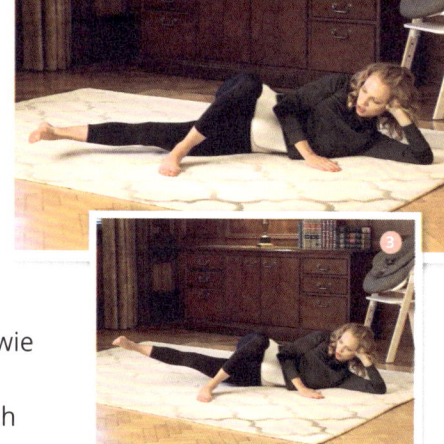

DIE ATMUNG

Probiert die Atmung gern erst im aufrechten Sitz auf einem Stuhl oder Großball. Und kombiniert dann mit der beschriebenen Bewegung auf der vorhergehenden Seite in seitlicher Lage.

Beim Ausatmen, also in dem Moment, in dem ihr das untere Bein nach oben anhebt, stellt ihr euch eine Kordel mit einer kleinen Kugel am Ende vor, die ihr durch die Vagina nach oben zieht, und zwar – und jetzt aufgepasst, es klingt beim ersten Lesen schwierig, ist es aber nicht:

1. entlang der Schamlippen, diese wollen zueinander gedrückt werden, schließen sich also und „versperren" so den Ausgang (Anspannung der unteren Beckenbodenschicht). Jetzt **flach einatmen,** ohne das Bein abzulegen, dann geht es weiter:

2. beim Ausatmen horizontal zwischen den Sitzbeinhöckern entlang (diese ziehen auch wieder zueinander und nach oben) und von hier mittig weiter hoch (Anspannung der mittleren Beckenbodenschicht). Jetzt wieder **flach einatmen,** Bein weiter oben halten.

3. Beim Ausatmen die Kugel weiter mittig zwischen Bauchnabel und Wirbelsäule im Körperinneren und nach oben ziehen, mindestens bis zur Höhe des Brustbeins (Anspannung der oberen Beckenbodenschicht). Spannung und insbesondere verschlossene, zueinander drückende Schamlippen kurz halten, Kordel noch mal nachspannen.
Langes, abschließendes **Einatmen,** dabei die Kugel Schritt für Schritt wieder durch den Körper entlang der drei Beckenbodenschichten zurückgleiten lassen.

Spürt die vollständige Entspannung der Muskulatur, bevor ihr in die nächste Wiederholung geht. Denn die Muskulatur und damit auch der

Beckenboden kann nur effizient arbeiten, wenn sie zwischen den Übungen immer wieder vollständig entspannt wird. So vermeidet ihr Muskelverspannungen und euer Training wird effektiver.

Wechselt auf die andere Körperseite, nachdem ihr das Bein drei- bis fünfmal hochgeführt habt. Dort führt ihr dann noch mal drei bis fünf Wiederholungen durch.

BRIDGE, BABY – BONUS-ÜBUNG ZUM ENGERWERDEN

1. Legt euch auf den Rücken und kommt in die kleine Brücke.

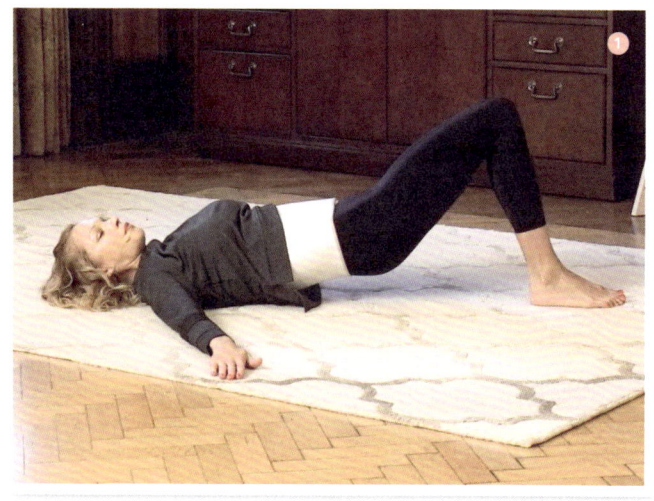

2. Führt aus dieser Position heraus dieselbe Atmung wie in der Übung zuvor durch, mit dem Unterschied, dass ihr **mit dem Ausatmen** das Becken nach oben schiebt, dabei die Kordel durch den Körper soweit es geht nach oben zieht und die Schamlippen schließt und zueinander bringt.

3. Beim Einatmen bringt ihr dann sanft den Hintern wieder zum Boden und entspannt den Beckenboden vollständig.
Bei dieser Übung reichen fünf bis zehn Wiederholungen aus.

VARIANTE
Schiebt den Hintern und die Hüfte **beim Einatmen** nach oben, spannt die Beckenbodenschichten wie oben beschrieben an und löst auf bei der **Ausatmung,** während ihr die Hüfte zurück zum Boden führt.

Bitte kommt die ersten Wochen nach der Geburt nur in die kleine Brücke, wie auf dem Foto sichtbar. Auch der Druck der Schamlippen zueinander sollte nicht zu stark und erzwungen sein. In den ersten Wochen geht es darum, die Beckenbodenmuskulatur nur leicht zu aktivieren und zu stimulieren, wie vorher schon beschrieben. Später könnt ihr auch in die normale Brücke kommen (siehe Foto auf Seite 41), und der Verschluss der Schamlippen darf stärker, fester und enger werden. Erst nach einer Weile werdet ihr überhaupt dazu in der Lage sein, den Bereich so anzusteuern. Und dann bringt es richtig Spaß, weil ihr spüren werdet, wie diese Übung fruchtet.

SHOUT IT OUT – FÜR DEN INTENSIVEREN ORGASMUS
Diese Übung trainiert die Fast-Twitch-Muskelfasern (= schnell zuckende) eures Beckenbodens. Die sind wichtig, um den Pipi-Verlust beim Niesen, Lachen und Husten zu vermeiden. Aber auch für den Sex sind sie von Bedeutung, denn insbesondere beim Orgasmus kommt es zu diesen kleinen, schnellen Zuckungen, die ihr bestimmt alle schon mal erlebt habt – nur vielleicht bisher noch nicht bewusst. Genau in diesem Moment arbeiten aber eure Fast-Twitch-Muskelfasern.

In der folgenden Übung kombinieren wir Sport mit Stimmtraining. Ihr wisst, ich bin Schauspielerin, und habe einfach mal eine Stimmübung mit einer Beckenbodenübung kombiniert. Das wird auch von einigen Physiotherapeuten:innen so gemacht. Warum? Weil unsere Beckenbodenmuskeln auch bei manchem Stimmeinsatz benötigt werden, und ihr so etwas Abwechslung zum monotonen Ein- und Ausatmen bekommt. Los geht's!

Normale Ausgangsposition

1. Ihr sitzt auf einem Stuhl nahe Stuhlkante, alternativ auf einem Gymnastikball, stellt die Füße etwas mehr als hüftbreit auseinander, spürt eure Sitzbeinhöcker. Die Hände legt ihr entspannt ab.

2. Atmet jetzt aus und lasst den Atem durch den gesamten Oberkörper fließen, von den Schamlippen angefangen, hoch über die Sitzbeinhöcker, durch die Körpermitte und lasst ihn oben aus der Scheitelspitze wieder hinausfließen, sodass ihr euch möglichst lang streckt im Oberkörper und ganz aufrecht sitzt.

3. Beim Einatmen zieht ihr nun die Sitzbeinhöcker leicht zueinander. Das ist eure **Grundspannung,** sie braucht nur ganz seicht zu sein, wichtig ist die aufrechte Körperhaltung.

4. Jetzt sagt ihr die Laute P, T, K, Sch, und zwar so, als würdet ihr die Buchstaben aus eurem Mund hinauswerfen wollen. Manchmal hilft es, sich vorzustellen, man wirft (spuckt) die Wörter gegen eine Wand, die etwa einen Meter entfernt ist. (Auf die Atmung müsst ihr dabei nicht achten, das übernimmt euer Körper von allein.)

Bei jedem „Hinauswerfen" sollte euer Bauchnabel etwas nach oben Richtung Brustbein schnellen. Dadurch spannt ihr nämlich jedes Mal den Beckenboden kurz an und er hebt sich.

Wenn ihr Druck auf dem Schamlippenbereich oder insgesamt nach unten spürt, dann macht ihr etwas falsch. Versucht dann, den Druck umzudrehen, indem ihr alles wirklich nach oben „hinausbringt".

Profiausgangsposition

1. Wir starten im Stehen, die Füße zeigen im 45-Grad-Winkel nach außen, die Fersen sind aneinander. Die Beine sind leicht gebeugt

2. Von hier aus geht's nun hoch hinaus. Haltet euch gern für die Balance an einem Kinderhochstuhl, Besenstiehl, einer langen Faszien-

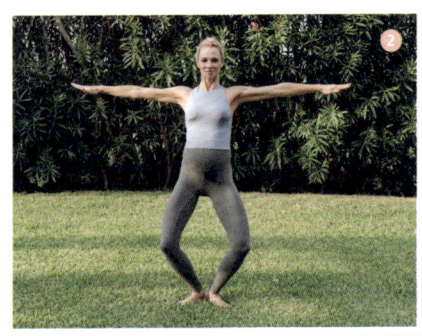

rolle oder sonstigem fest – natürlich nicht die Vollprofis unter euch. Die strecken einfach die Arme zur Seite aus. Beim Ausatmen kommt ihr nach oben auf die Zehenspitzen (ohne Foto). Bekommt hier erst mal ein Gefühl für die Übung und baut, wie eben in Step 2 beschrieben, eine minimale Grundspannung in Verbindung mit einer aufrechten Körperhaltung auf.

3. Beginnt dann wie vorher bereits beschrieben, die Laute P, T, K, Sch „hinauszuwerfen" und euren Bauchnabel nach oben schnellen zu lassen (das geschieht automatisch, wenn ihr es richtig macht).

Bye-Bye-Schwabbel-Wabbel-Zirkel

Woche 1–6 nach der Geburt
In diesen Wochen ist, wie bereits beschrieben, noch eher Ruhe angesagt. Euren Kreislauf könnt ihr, wenn es euer Zustand erlaubt, mit Kinderwagen-Spaziergängen langsam wieder auf Trab bringen. Steigert euch von zwei Spaziergängen auf fünf bis sieben die Woche, von 15 Minuten bis später bis zu 60 Minuten. Ergänzend dazu helfen sanfte Beckenbodenstimulationsübungen und Gymnastik für die allererste Zeit nach der Geburt. So haben wir es für MOVE IT MAMA entwickelt.

Woche 7–17: Phase 1 des Rückbildungsprogramms

Nach einer unkomplizierten Geburt ist es jetzt Zeit, mit dem Trainingsprogramm zu beginnen. Neben Beckenbodengymnastik ist gerade ein kardiovaskuläres Training besonders wichtig. Damit werdet ihr auch erfolgreich und langfristig die unerwünschte Schwabbelhaut eher wieder los. Wichtig ist mir aber, dass ihr in dieser Zeit **auf keinen Fall eine Diät** machen dürft. Meist purzeln die Pfunde bei stillenden Mamas ohnehin von allein, aber auch für alle anderen Mamas gilt: Bitte haltet Abstand von strengen Diäten! Ihr braucht all eure Kräfte, setzt auf eine gesunde, nährstoffreiche Ernährung und leichte Bewegung.

Der folgende Zirkel beinhaltet ausschließlich Low-Impact-Übungen, das heißt, in der ersten Zeit der Rückbildung verzichten wir noch auf Hopsen und Springen. In den Phasen zwei und drei dürft und sollt ihr wieder mehr machen. Wenn ihr wollt und in dem Zustand seid, könnt ihr euch jede Woche steigern durch schnellere Wiederholungen oder mit Variationen einiger Übungen in Richtung Hopsen.

Die folgenden Übungen führt ihr jeweils 45 Sekunden aus, gefolgt von 15 Sekunden aktiver Erholung (Walking auf der Stelle). Das Ganze wiederholt ihr zwei- bis dreimal.

(LEICHTE) KNIEBEUGE MIT BEINSTRECKER

1. Stellt eure Beine hüftbreit auf, die Arme bleiben die ganze Zeit über dem Kopf ausgestreckt. Von hier geht ihr in eine leichte Kniebeuge.

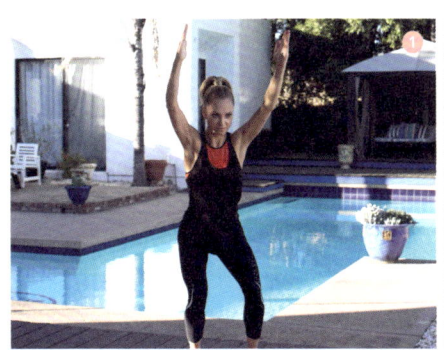

2. Wenn ihr wieder hochkommt, streckt ihr ein Bein nach hinten aus und hebt es an.

3. Kommt zurück in die Kniebeuge, beim Hochkommen streckt ihr das andere Bein nach hinten aus und hebt es an.

Geht in der ersten Rückbildungsphase bitte nur leicht in die Kniebeuge, als ob ihr euch auf einen Hocker setzen würdet. Ihr könnt dann jede Woche etwas tiefer gehen, bis hin zur 90-Grad-Kniebeuge am Ende der Phase eins (meist ca. drei Monate nach der Geburt).

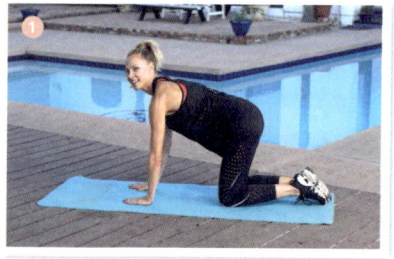

AUF UND AB IM VIERFÜSSLERSTAND
1. Jetzt geht es auf alle viere in die Vierfüßlerposition. Der Rücken bleibt die ganze Zeit so gerade, als ob euer Baby darauf liegen würde und natürlich nicht hinunterfallen darf.

2. Geht nun hinunter in den Ellenbogenstütz, allerdings erst mit dem einen Arm, dann mit dem anderen.

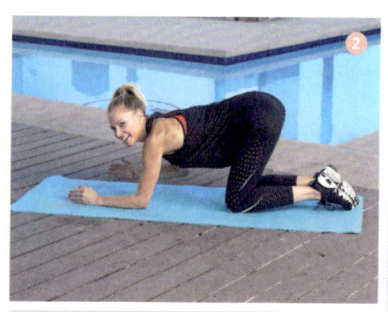

3. Und dann wieder zurück nach oben und auf die Hände, ebenfalls erst mit dem einen, dann mit dem anderen Arm.

4. Und wieder runter. Tempo!

V-SITZ MIT ARNOLD-PRESSE

Das ist eine tolle Übung, um die Brustmuskulatur zu dehnen, die aufgrund des Herumtragens eures Babys/Stillens/Fütterns verkürzt sein kann. Der Name der Arnold-Presse geht übrigens tatsächlich zurück auf Arnold Schwarzenegger, der sich diese Übung ausgedacht hat.

1. Ihr sitzt auf dem Hintern, die Beine sind aufgestellt, die Füße stehen etwas weiter als hüftbreit auseinander, der Oberkörper ist gerade, und ihr lehnt ihn ganz leicht zurück. Wichtig: Lehnt euch am Anfang nicht zu weit zurück, das schadet der sich regenerierenden und erst noch wieder wachsenden geraden Bauchmuskulatur. Die Arme befinden sich auf Schulterhöhe und sind im 90-Grad Winkel angewinkelt.

2. Nun „drückt" ihr die Arme erst vor dem Gesicht zusammen, führt sie dann zurück in den 90-Grad-Winkel ...

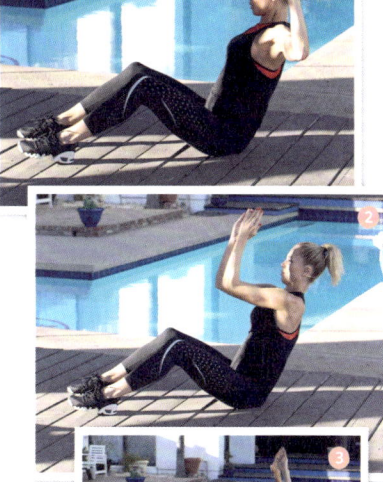

3. ... und hebt sie anschließend ausgestreckt über den Kopf. Danach wandern sie zurück in den 90-Grad-Winkel. Haltet die ganze Zeit über eure Arme schön auf Spannung und tut so, als bräuchte es all eure Kraft, um sie zu bewegen.

Mit einer gewissen Ganzkörperfitness, die ihr durch diesen kleinen Zirkel erlangt, fühlt ihr euch fitter und habt dadurch wahrscheinlich auch mehr Lust auf Sex. Dazukommt, dass sich euer Körper so schneller zurückbilden kann, sich fester anfühlt und ihr euch wahrscheinlich in eurer Haut einfach wohler fühlt. Sex im Dunkeln ist dann kein Muss mehr. Zeigt, was ihr habt!

Worauf sollte man beim Thema „Sex" in der Phase direkt nach der Geburt (bis etwa ein halbes/ein Jahr) achten?

Wichtig ist in dieser Phase vor allem: Der Beckenboden sollte wieder gut funktionieren – am besten lasst ihr das einmal vom:von der Gynäkologen:in checken. Wenn alles so weit rückgebildet und verheilt ist (etwa nach sechs bis acht Wochen), spricht nichts gegen Sex. Was einem guttut, ist aber natürlich individuell. Der wichtigste Aspekt ist dabei: Ihr solltet auf euer Gefühl achten.

Claudia Leder-Appiah, Hebamme

Letztlich entscheidet die Libido: Wenn die Frau Lust auf Geschlechtsverkehr hat und sich bereit fühlt, steht dem nichts im Weg. In jedem Fall ist aber ein sanfterer Einstieg, ohne gleich Geschlechtsverkehr zu haben, empfehlenswert. Um die Angst vor dem ersten Mal nach der Geburt zu nehmen, kann die Frau ihren Körper zunächst selbst ertasten. Oft reicht im ersten Schritt einfach zu fühlen, ohne direkt in eine Stimulation überzugehen. Es geht darum zu spüren, was sich wie anfühlt. Das könnt ihr natürlich auch mit eurem:eurer Partner:in gemeinsam erkunden. Es hilft auch dabei, sich mit dem veränderten Körpergefühl anzufreunden. Wer noch stillt, kann beim Orgasmus beispielsweise Milch verlieren, das sind alles neue Situationen, an die ihr euch ruhig langsam gewöhnen könnt. Lernt euren Körper neu kennen und lasst euch Zeit dabei.

Anna Weiß, Physiotherapeutin

Die Phase der Rückbildung wird offiziell meist mit sechs Wochen veranschlagt, in der Praxis dauert sie aus meiner Erfahrung für die meisten Frauen aber länger. Sex direkt nach den sechs Wochen wird deshalb von mir auch nicht unbedingt empfohlen (ist aber erlaubt). Die Scheide ist dann meist noch nicht vollständig abgeheilt, und der Beckenboden sollte trainiert werden.

Wie problemlos und schnell die Rückbildung vonstatten geht, kommt vor allem auf den individuellen Verlauf der Geburt an: War es eine Geburt mit Dammschnitt oder auch Saugglocke? Generell gilt, wenn etwas genäht wurde, haben die Nerven nach nur sechs Wochen höchstwahrscheinlich noch nicht die volle Funktion wiedererlangt.
Dr. med. Christopher Blanck, Frauenarzt

Wenn das Baby da ist, stehen Körper und Psyche der Frau im Dienst des Neugeborenen, ihre eigenen Bedürfnisse stehen hinten an – für lange Zeit. Das muss die Psyche erst mal verkraften. Dass da die Libido in den Keller gehen kann, ist also nicht ungewöhnlich. Die Frauen geben in dieser Zeit sehr viel und da kann es sich überfordernd anfühlen, wenn der:die Partner:in auch noch etwas „haben" möchte. Aber viele Mütter sehnen sich dann nach Zärtlichkeit und Fürsorglichkeit seitens ihres:ihrer Partners:Partnerin.

Lasst euch Zeit, euch und eure Partnerschaft zusammen in Ruhe neu zu entdecken. Es hilft der Gedanke: Ich bin Neuland, auch für mich selbst. Ich muss mich erst selbst neu kennenlernen.

Wichtig ist: Zwingt euch und euren Körper nicht zu etwas, nach dem euch nicht ist. Es ist ganz in Ordnung, sich grundsätzlich auf das zu konzentrieren, was einem wirklich guttut.
Aino Simon, Paartherapeutin

Wann hattet ihr nach der Geburt zum ersten Mal wieder Sex?

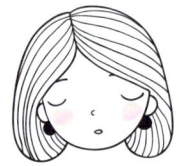

„Beim ersten Kind nach zwei Monaten, beim zweiten nach dreieinhalb Monaten."

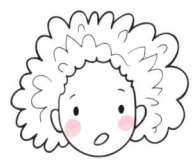

„Puh, auf alle Fälle erst nach dem O.k. vom Arzt (mindestens sechs Wochen Pause)."

„Beim ersten Kind nach ca. sechs Monaten und beim zweiten nach ca. zwei Monaten."

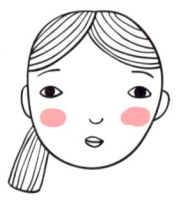

„Ich glaube, in der sechsten Woche."

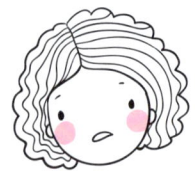

„,Richtig' nach acht Wochen (Dammschnitt), vorher Alternativprogramm."

„Fast ein Jahr danach."

„Ein halbes Jahr danach."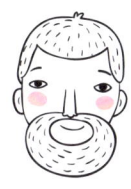

„*Erster Geschlechts- verkehr nach acht Wochen.*"

„Nach drei Monaten."

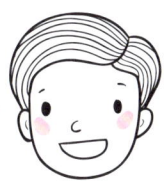

„Muss lügen, aber ich glaube, nach fast sechs Monaten."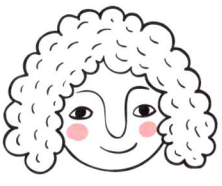

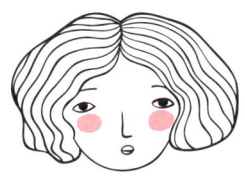 „*Vier Wochen später, zehn Monate danach hatte ich meine zweite Tochter.*"

„Nach elf Monaten."

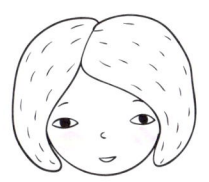

„Nach acht Monaten noch nicht wieder."

ELTERN ALLTAG

Lust und Sex im Elternalltag

„Kleine Kinder, kleine Sorgen, große Kinder, große Sorgen", „Die Arbeit hört nie auf", „Alltag frisst Gefühle auf", „Das bisschen Haushalt ..." Habt ihr auch schon mal einen oder mehrere dieser Sprüche gehört? Sie halten sich seit Jahrzehnten, und auch wenn wir sie gern belächeln, dämmert uns, dass in jedem von ihnen möglicherweise doch ein wahrer Kern steckt. Denn mal ehrlich: Wie oft habt ihr euch, seitdem ihr Eltern seid, schon gefragt: Wie wirkt sich die neue Familienzusammenstellung und der neue Alltag auf unsere Partnerschaft aus, was passiert in der wenigen Zweisamkeit, die wir als Eltern haben und damit auch mit unserem Sexleben? (Bei dem zusätzlich immer die „Gefahr" besteht, dass ein Kind zur Tür hereinplatzt.) Wie bekommen wir es hin, dass unser:e Partner:in uns weiterhin begehrenswert findet und wie schaffen wir es bloß, dass es uns umgekehrt genauso geht zwischen Job, Alltagsorganisation, Kinderbetreuung, Töpfen, Pfannen, Einkaufen und Aufräumen? Kann Elternsex nach Jahren überhaupt noch spannend und aufregend sein? All diesen existenziellen Fragen aller Eltern da draußen gehen wir in diesem Kapitel auf den Grund!

Werfen wir zuerst einmal einen Blick auf die Rahmenbedingungen: Unsere Hormone haben sich in der Regel wieder eingepegelt, körperlich sollte auch alles so weit verheilt und zurückgebildet sein, was mit der Geburt zu tun hatte, und auch unsere Seele hat sich so langsam an den neuen Alltag gewöhnt. Wir sprechen hier von der Zeit von einem Jahr bis zwei Jahre nach der Geburt eines Kindes. Das heißt, alle Zeichen sind von unserer Seite auf „normal" und irgendwie „Ausgangsposition" gestellt. Und trotzdem: Kleinkinder bestimmten unseren Alltag, und auch größere

Kinder können sehr viel Zeit einnehmen und Energie verbrauchen. Anfangs ist das noch eher körperlicher Natur, später dann vor allem geistiger, weil wir es einfach schwer schaffen, uns gedanklich von dem, was unsere Kinder betrifft, freizumachen. Wir dürfen ja nicht vergessen: Wir bleiben ein Leben lang Eltern. Habt ihr euch das schon einmal auf der Zunge zergehen lassen?

Nun ist unser Großer, während ich dieses Buch schreibe, fast fünf Jahre alt. Ein Alter, in dem er schon recht selbstständig ist im Vergleich zu vorher, und doch ist er noch immer ein Kleinkind. Ich für meinen Teil kann sagen: Die Zeit jetzt ist sehr intensiv, so viel steht fest. Meist meine ich das ganz positiv, und ich würde es mir nie anders wünschen, aber ich frage mich häufig, was wir mit unserer ganzen Zeit gemacht haben, bevor wir Kinder hatten.

Und dennoch kann ich bestätigen, dass sich bei uns nach überstandenem ersten Lebensjahr der Alltag einigermaßen gut eingependelt hatte und wir versucht haben, die Zeit bis zum zweiten Kind auch als Paar immer wieder intensiv zu nutzen. Ich habe schon davon erzählt, ganz wichtig sind für uns feste Date-Nights oder auch Sex-Dates, wobei das meist zusammenfällt. Obwohl es auch manchmal guttut, nur eine Date-Night zu haben, bei der wir vielleicht schön ausgehen, um dann nach Hause zu kommen und uns einfach gemeinsam ins Bett zu kuscheln. Ohne Sex. Den verschieben wir dann auch gern auf den nächsten Morgen (ganz früh) oder auf den nächsten Abend als explizites Sex-Date.

Ich bin ein großer Fan davon, sich nicht auf den Abend als einzig mögliche Sex-Uhrzeit zu versteifen. Wenn es euer Tagesablauf zulässt, findet sich hier und da vielleicht auch mal eine andere Uhrzeit. Mein Tipp ist: Unterschätzt nicht den Mittagsschlaf von Kleinkindern ... Zumindest, wenn man nicht selbst vorzieht, sich da ebenfalls ein Weilchen hinzulegen, weil die Nächte vielleicht gerade wirklich eine Herausforderung sind. Manchmal kann man aber auch einfach beides machen: erst Sex, dann schlafen. Und nach dem Mittagsschlaf sind alle dann in bester Laune! Bei den meisten von euch funktioniert das sicherlich nur am Wochenende und auch nur, wenn die Kinder noch klein genug für einen Mittagsschlaf sind, aber es ist schon mal ein Anfang, oder? Bei uns hat sich das Thema mit dem zweiten Kind und dem nicht mehr schlafenden ersten zur Mittagszeit am Wochenende auch erledigt. Darum müssen wir wohl wieder erfinderisch werden …

Ich finde auch morgens früh, wenn die Kinder aus dem Haus sind, zur Schule oder zum Kindergarten, eine hochinteressante Sex-Zeit, sozusagen noch schnell, bevor der eigene (Remote-)Schreibtisch ruft. Oder mal ganz verrückt: Extra früh morgens den Wecker stellen, bevor irgendein Kind wach wird, weil man abends einfach zu kaputt war, aber trotzdem eigentlich schon den ganzen Tag Lust auf den:die Partner:in und Sex hatte. Dann träumt man vielleicht sogar davon, und es kann morgens gleich losgehen. Dazu muss man natürlich bestenfalls der Früh-Aufsteh-Typ sein. Das ist bei mir glücklicherweise der Fall, denn ich mache ja auch am liebsten morgens ganz früh eine kleine Runde Sport, noch bevor die Familie aufwacht. Morgens ganz früh ist für Mamas im Übrigen ohnehin eine magische Zeit. Ich kenne viele Mamis, die eigentlich nicht der Early-Bird-Typ waren und nun (beinahe) freiwillig und gern so früh auf den Beinen sind. Der Grund liegt auf der Hand: Zu dieser Tageszeit sind wir noch fit und haben einfach mal ein paar Minuten nur für uns, um uns zu sortieren, bevor es dann schon wieder losgeht mit dem üblichen Tageswahnsinn. Und wenn ein Kind eurer „heiliges Me-Time, Sex- oder Sport-Stündchen" stört, na dann ist es wohl so. Dann ist morgen auch noch ein Tag, um den nächsten Frühversuch zu starten.

Ich halte übrigens viel davon, Kinder in ihrem eigenen Zimmer schlafen zu lassen. Natürlich erst ab einem bestimmten Alter, spätestens aber, wenn ihr nachts nicht mehr „füttert". Ich weiß, dass das nicht immer geht, aber grundsätzlich finde ich, sollte das unser Ziel sein. Meine

Kinder haben im Alter von vier beziehungsweise fünf Monaten in ihrem eigenen Bett geschlafen, und ich hatte das Gefühl, dass es ihnen gut getan hat. Doch auch wir als Eltern brauchen Raum – im wahrsten Sinne des Wortes –, um uns als Paar auszubreiten, (wieder) zu finden, zu fühlen und zu verstehen. Was aber ist, wenn das Kind dann doch plötzlich in der Tür steht und uns in flagranti erwischt, darum geht's unter anderem gleich.

Eine Sache ist mir noch wichtig zu erwähnen: Wir sprechen immer davon, etwas dafür zu tun, mehr Lust am und auf Sex zu haben. Doch warum wird weniger Sex gedanklich eigentlich immer direkt mit einem Problem verknüpft, das es zu lösen gilt? Meist liegt das daran, dass die Beziehung zum:zur Partner:in im Gesamten zu einem nicht unwesentlichen Teil auch danach bewertet wird, wie häufig man Sex hat. Viele verbinden eine glückliche Beziehung mit einem erfüllten Sexleben. Auch mir persönlich ist ein erfülltes Sexleben sehr wichtig, weil ich sehe, dass unsere Beziehung damit einfach besser ist. Nicht nur, dass beide befriedigt sind, sondern wir sind insgesamt ausgeglichener und entspannter. Dennoch gilt für mich als oberstes Gebot für eine langjährige, funktionierende Partnerschaft, die auch noch gleichzeitig eine Familie mit Kindern ist, **Vertrauen und Respekt.** Nur wenn ihr euch gegenseitig zu hundert Prozent vertraut, hinter dem:der anderen steht und euch gegenseitig schätzt und ehrt, könnt ihr eine glückliche Beziehung führen. Und dann vielleicht direkt damit verbunden auch ein erfülltes Sexleben.

Wichtig ist aber eigentlich nur, ob ihr selbst darunter leidet, mehr oder wenig viel Sex zu haben. Natürlich könnt ihr auch eine erfüllte Partnerschaft führen, in der Sex keine so große Rolle spielt. Es gibt Paare, die schon viele Jahre glücklich zusammen sind, sich miteinander wohlfühlen, auch wenn die Lust auf Sex nachgelassen hat. Solange beide in der Beziehung so empfinden, ist auch das ein absolut gangbarer Weg. Weniger

„Liebe ist Arbeit, Arbeit, Arbeit."

Sex heißt also nicht, dass die Beziehung schlecht ist oder man sich trennen sollte. Es gibt auch Partnerschaftsmodelle, in denen die Sexualität „ausgelagert" wird. Generell gibt es mehr Modelle, als wir uns meist vorstellen können. Oft wird romantische Liebe mit Sex verknüpft. Das ist aber eine Frage des Mindsets, nicht die Frage nach einem objektiven Richtig oder Falsch.

Zum Abschluss der Einleitung in dieses letzte Kapitel möchte ich noch Hape Kerkeling in einer seiner Rollen zitieren: „Liebe ist Arbeit, Arbeit, Arbeit." Und es stimmt: Erotik kommt nicht ins Haus geflogen und auch nicht die pure Lust. Die eine oder andere von euch hat vielleicht noch immer Probleme mit einigen Stellungen, empfindet nicht wie vorher. Hinzukommt die wenige Zeit, die Doppelbelastung aus Arbeit und Familienalltag, Müdigkeit und Erschöpfung … Das alles gibt es, das alles macht unsere Stimmung und Gemütslage nicht besser. Und dann sollen wir noch an Sex denken und Lust haben? Natürlich gibt es Höhen und Tiefen in der Beziehung – in jeder Beziehung –, doch bitte, bleibt dran! Solange die Basis eurer Beziehung stimmt und steht, bekommt ihr das auch wieder hin! Und dann kann Sex auch nach Jahren noch aufregend sein, oder sogar intensiver, anders und spannender als in der Anfangszeit.

Eure Fragen

Wie viel Sex ist eigentlich normal?

Nach Jahren im Trubel des Alltags als Liebespaar zu bestehen, ist immer eine fortlaufende Aufgabe, auch schon ohne Kinder. Besonders wichtig ist, dass wir unaufhörlich an unserer Beziehung arbeiten, sie nie als selbstverständlich ansehen, damit wir auch weiterhin unsere Leidenschaft leben können und der Alltag uns nicht alle Erotik nimmt. Eltern stehen da meist vor einem noch höheren Berg, denn Müdigkeit, Stress, Druck, Erschöpfung, Sorgen und Ängste schleichen sich ganz automatisch mit ins Elternbett. Ich denke, ihr wisst alle, wovon ich spreche. Und das hört, wie gesagt, nicht nach dem ersten Babyjahr auf, sondern zeigt sich gerade im Kleinkindalter besonders ausgeprägt.

Die Lust am Sex dabei aufrecht zu erhalten oder neu zu entfachen, ist eine Sache. Meine Tipps, wie das funktionieren kann, könnt ihr auf den folgenden Seiten nachlesen. Eine andere Sache ist aber die Frage nach der Häufigkeit: Wie viel Sex ist eigentlich „normal" für Eltern? Ja, das kleine Beiwort „normal" setze ich ganz bewusst in Anführungszeichen. Schließlich ist die Grundregel hier wie immer: Es kommt darauf an, womit *ihr euch* wohlfühlt.

Wenn Paare sagen, sie haben oft Sex, ist das relativ. Zählt ein Quickie genauso wie ein Akt mit langem Vorspiel? Müssen Mann und Frau einen Orgasmus haben? Oder zählt schlicht jedes Rein-Raus? Zählen auch orale Befriedigungen? Ich persönlich finde, dass all diese Sachen zählen, denn alles führt zur Intimität. Aber Länge, Qualität, Art und Weise sind absolut subjektiv und einzig wichtig ist, dass ihr unterm Strich damit happy und zufrieden seid. Dabei heißt „zufrieden" nicht immer auch „befriedigt", es mag in bestimmten Phasen genügen, dass nur der:die eine oder der:die andere (das muss nicht immer der Mann sein!) einen Orgasmus hat.

Statt also mit einer konkreten Zahl auf die Frage zu antworten, wie viel Sex „normal" ist, möchte ich euch einen Überblick geben, wie es laut einer Studie bei den Deutschen so aussieht: Von 492 Frauen und 430 Männern gaben 37 Prozent an, vor der Schwangerschaft mindestens zweimal pro Woche miteinander geschlafen zu haben. Ab einem halben Jahr nach der Geburt gaben 32 Prozent der Befragten an, noch ein- bis zweimal pro Woche Sex zu haben. Zwei- bis dreimal pro Woche ging es hingegen „nur" noch bei 13 Prozent der Befragten hoch her. Die höchste Prozentzahl bildeten mit 39 Prozent jedoch die Paare, die angaben, nach der Geburt ungefähr zweimal im Monat Sex zu haben.

Die Studie zeigt übrigens auch, dass wir das Klischee getrost vergessen können, das Sexleben schliefe ein, sobald Kinder da seien. Tatsächlich scheinen Menschen mit Kindern sogar häufiger und regelmäßiger Sex zu haben als Paare ohne Kinder. Wahrscheinlich, weil sie sich der „Problematik" bewusster sind und das Thema gemeinsam angehen.

Generell gilt: Solange ihr euch wohlfühlt mit (der Häufigkeit) eurer Sexualität, solltet ihr euch gar keine Gedanken darüber machen, wie es bei anderen aussieht. Und unter Druck setzen solltet ihr euch nun schon mal gar nicht. Schließlich kann der Alltag extrem herausfordernd sein, und manchmal ist Sex dann einfach nicht das Allerwichtigste.

Unabhängig von der Häufigkeit bin ich überzeugt davon, dass Sex ein wichtiger Bestandteil einer erfüllten Beziehung ist. Für mich ist Sex eine Art, wieder näher zusammenzufinden ohne große Worte. Ein Weg, die manchmal viel zu wenige Zeit zu zweit zu genießen, dann geht es um Qualität statt Quantität, zufrieden zu sein und daraus wieder gestärkt als Paar hervorzugehen. Und darum glaube ich fest daran, dass es sich lohnt, aktiv an der Zeit und auch der Lust für Sex zu arbeiten. Und ich benutze hier ganz bewusst das Verb „arbeiten". Denn Lust muss sich manchmal erarbeitet werden, so unsexy das auch klingt. Oder wie häufig passiert es euch, dass ihr nach einem langen, stressigen Tag ganz spontan übereinander herfallt? Eben!

Aber auch Sex ist eine Gewohnheit, und einmal eingerissen, wird es immer schwieriger, den Weg zurück zur Intimität zu finden. Darum halte ich viel von einer gewissen Regelmäßigkeit.

Wie oft und wie viel auch immer – ich hoffe, dass euch die eine oder andere Antwort in diesem Kapitel weiterhilft, auf dass ihr mehr Intimität und Liebesspiel (zurück) in eure Beziehung zaubern und Wege finden könnt, euch trotz Alltag und Kindern weiterhin als Liebespaar zu fühlen.

Sex nach Terminkalender – kann das noch erotisch sein?

Gerade als Eltern kann es eine wertvolle Strategie sein, sich Zeit füreinander zu schaffen. Und wisst ihr noch? Wenn wir jemanden kennenlernten, haben wir uns doch auch ausgiebig auf einen Abend mit diesem Menschen vorbereitet. Habt ihr euch nicht vielleicht auch neue Dessous gekauft, ein besonderes Parfum aufgelegt oder den Intimbereich sorgfältig rasiert? Wie auch immer, wir hatten eine feste Verabredung und haben uns darauf gefreut und uns auch mental darauf vorbereitet. Und auch wenn sich das Prickeln der Anfangsverliebtheit vielleicht nicht übertragen lässt, so aber doch einiges andere, das mit einem Date zu tun hat. Warum verabredet ihr euch als Eltern also nicht mal wieder für ein Love-Date?

Ihr könntet damit starten, euch mit eurem:eurer Partner:in darüber auszutauschen, wann ihr terminlich offen dafür sein könntet, euch nur auf euch zu konzentrieren. Ich finde immer hilfreich, die gesamte Woche im Blick zu haben und zu schauen, welcher Abend am besten passen könnte. Oder vielleicht ist es bei euch auch eine andere Tageszeit. Und wenn ihr so einen Moment in der Woche gefunden habt, dann ist wichtig, dass ihr euch wirklich fest dafür verabredet. Tragt euer Sex-Date oder Love-Date explizit in den Kalender ein. Vielleicht sogar zusätzlich zu einer Date-Night in derselben Woche, denn die nimmt definitiv mehr Zeit in Anspruch. Das Sex-Date darf auch mal kürzer ausfallen.

Schreibt Sex aber nicht unbedingt auf eure To-do-Liste unter Aufräumen, Einkaufen und andere „unwesentliche" wesentliche Dinge. Sondern gebt ihm bewusst eine neue Priorität. Vielleicht habt ihr mehr Lust aufeinander, wenn es nicht der letzte Punkt auf eurer Liste ist ...

Und dann geht der Spaß los: Bereitet euch auf euer Sex-Date vor, zieht euch schöne Dessous an oder was immer euch glücklich macht und das Gefühl gibt, sexy zu sein. Je nach Geschmack könnt ihr Kerzen anzünden, eure Lieblingsmusik anstellen, Sex-Spielzeug oder Massageöl bereitlegen. Vielleicht ist es aber auch ein kurzes Date, zum Beispiel morgens früh, bevor die Kinder wach sind oder wenn die Kinder in Kindergarten oder Schule sind oder anderweitig betreut werden.

Es geht nicht um die Länge der Verabredung. Schließlich musste es am Anfang eurer Beziehung garantiert nicht immer ein langes Vorspiel sein, oder? Aus Zeitmangel kurz vor der Arbeit noch schnell einen Quickie ist doch auch nicht zu verachten ... Beide geht ihr dann fröhlich und zufrieden zur Arbeit, ins Büro oder sonst wohin.

Gerade mit Kindern ist ein langes Sexspiel schwieriger zu organisieren, doch kleine Inseln, in diesem Fall „Sex-Inseln", schafft ihr vielleicht leichter in euren Alltag zu integrieren. Was meint ihr?

Um auf unsere Ursprungsfrage zurückzukommen, ob Sex nach Terminkalender noch erotisch ist, kann ich kurz und knapp antworten: Probiert es aus! Natürlich kann es gut sein, dass ihr euch zu Beginn noch nicht so wirklich nach Sex fühlt, wenn ihr ihn in eurem Alltag fest eingeplant habt, aber ihr wisst doch schon: Die Lust kommt beim Machen. Für mich und uns trifft diese Aussage zumindest zu einhundert Prozent zu. Wenn wir abends zu einem Sex-Date doch mal total erschöpft sind, ziehen wir es durch und werden „beim Machen" wieder wachgerüttelt. Natürlich gilt dies nicht immer, und manchmal geht es auch einfach nicht. Niemand soll sich hier unter Druck gesetzt fühlen, und Sex soll auf keinen Fall zu einem reinen Stresstermin verkommen. Im Gegenteil: Ich hoffe, ich kann der einen oder anderen von euch kleine Inspirationen mitgeben, die ihr dann auf eure eigene Art und Weise umsetzt oder modifiziert. Und hey, es werden wieder Tage kommen, an denen es endlich doch ganz spontan klappt, aber bis dahin können wir Zweisamkeit und Sex eben noch ein wenig planen.

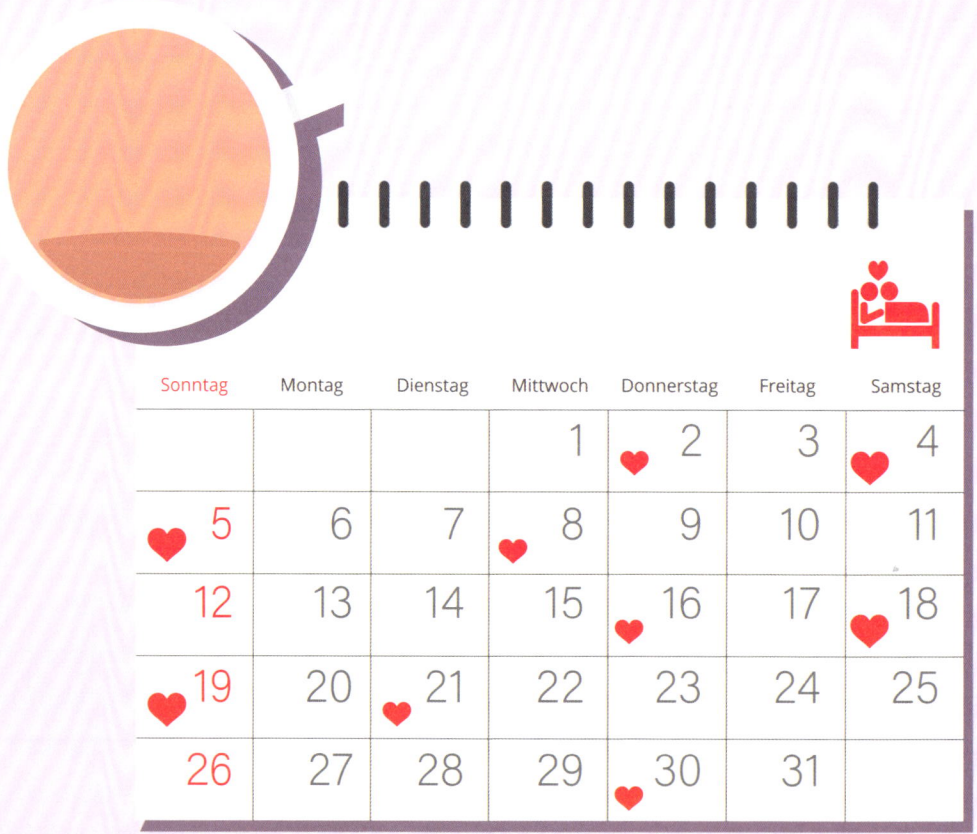

Früher war mir Sex wichtig, heute ist er nur noch Belastung – kann ich den Schalter noch mal umlegen?

Dass viele Frauen auch noch einige Zeit nach der Geburt ihres Kindes Sex eher als zusätzliche Belastung sehen, kommt nicht selten vor. Anfangs gilt es, sich in eine ganz neue Rolle einzufinden, in der man nun als Mutter rund um die Uhr für den Nachwuchs zuständig ist. Und auch der Alltag als Eltern bleibt immer wieder schlicht und ergreifend eine schöne, aber herausfordernde Aufgabe. Die Kinder werden zwar älter, aber die Aufgaben dadurch nicht weniger. Wir Mamas sind dann häufig 24/7 gedanklich bei unseren Kindern, dem Haushalt und allen Aufgaben, die noch so anfallen. Meistens auch noch bei unserem Job, den wir wieder aufnehmen. Irgendwie packen wir es, aber die Lust kann darunter tatsächlich extrem leiden.

Es ist übrigens wirklich nachgewiesen, dass unsere Lust erhöht wird, wenn wir Aufgaben delegieren und somit einmal durchatmen können. Und glaubt mir, mir selbst fällt das auch schwer, weil es sich häufig mit Schuldgefühlen paart, wenn ich mich aus allem rausziehe und meinen „Mama-Pflichten" nicht nachkomme. Aber diese Schuldgefühle sind falsch – wir machen alle einen großartigen Job, und jede von uns hat das Recht (nein, in diesem Fall sogar die Pflicht), einmal einige Minuten durchzuatmen! Denn das ist ja nicht nur von Vorteil für euch, sondern für alle Beteiligten. Denn ihr seid auch eurem:eurer Parter:in gegenüber besser drauf, habt mehr Spaß an allem (einschließlich dem Liebesspiel), und euren Kindern tut es auch immens gut, eine fröhliche, nicht so gestresste Mama um sich zu haben.

Um sich in dem ganzen Trubel also nicht selbst komplett zu vergessen, habe ich hier ein paar Tipps für euch.

Sich Zeit für sich nehmen

Bindet Großeltern, Freunde:innen oder eine Haushaltshilfe ein, auch wenn es nur für ein paar Stunden ist, in denen ihr einfach Raum für euch habt. Es kann auch der:die Partner:in sein, mit dem:der ihr die Aufgaben teilt. Wenn ihr so einen Moment am Tag habt, solltet ihr auch wirklich alles stehen und liegen lassen, durchatmen und einfach mal die Muße haben, einen klaren Gedanken außerhalb des Mama-Business zu fassen.

Kopf frei machen
Ihr könnt einfach nicht abschalten und auch nur schwer den Hebel umlegen von „Mama und Familie" auf „Sex und Zärtlichkeit"? Das ist ganz normal. Aber dagegen könnt ihr aktiv etwas unternehmen. Hier kann Kopfkirmes, eine kleine Dream-World und Meditation helfen. Schaut gern mal in die 5-Minuten-Meditation in meinem Expertinnenteil in diesem Kapitel ab Seite 180. Je öfter ihr es versucht, desto leichter wird sich der Hebel umschalten lassen.

Raum für die Partnerschaft
Nicht nur mehr Zeit mit sich selbst zu verbringen oder sich meditativ zu entspannen, hilft, die Lust (wieder) zu entfachen. Schafft auch Raum für eure Partnerschaft, zum Beispiel, indem ihr regelmäßig miteinander sprecht. Über euren Tag, aber auch über euer Empfinden und eure Bedürfnisse – wenn nichts Unausgesprochenes zwischen euch steht, fällt es leichter, sich sicher miteinander zu fühlen und Lust aufeinander zu bekommen. Sagt eurem:eurer Partner:in, was ihr wollt oder braucht. Traut euch! Das zu sagen, heißt ja noch nicht, es auch zu bekommen, aber der:die Partner:in kann nur auf Wünsche eingehen, von denen er:sie weiß. Das muss nicht immer auf Sex bezogen sein. Man kann auch sagen: „Ich wünsche mir, von dir zu hören: ‚Ich sehe, was du leistest, und ich bewundere dich dafür.'" Denkt bitte nicht, *Das soll mein:e Partner:in schon von sich aus sagen.* Er:sie kann nicht wissen, was euch in bestimmten Situationen am besten tut. Ihr helft euch und ihm:ihr, wenn ihr es klar ausspricht.

Wichtig ist hier, dass ihr eurem:eurer Partner:in keine Vorwürfe macht, sondern Ich-Botschaften sendet und auch versucht, sich in ihn:sie hineinzuversetzen und seine:ihre Sichtweise zu verstehen. Selbes gilt natürlich umgekehrt. Unsicherheiten können durch offene, klärende Gespräche abgebaut werden, und der:die Partner:in bekommt so erst die Chance, nachzuvollziehen, warum ihr keine Lust auf Sex habt. Vielleicht findet ihr gemeinsam heraus, was die Lust wieder ankurbeln kann.

Sex-Dates
Ich werde nicht müde, es zu raten: Verabredet euch miteinander! Schlagt noch mal Seite 154 auf, da steht alles Wissenswerte dazu. Sex nach Terminkalender kann ein echter Gamechanger sein! Sex-Dates regen die Libido an und können euer Sexleben wieder auf Touren bringen.

Selbstbefriedigung
Schaut, was euch guttut und Freude bereitet. Es geht darum, seinen Körper wahrzunehmen, eben bis hin zur Selbstbefriedigung. Wenn Frau sich selbst kennt und weiß, was sie mag und es auch noch benennen kann, hilft das meist, die Lust auch „nach außen" wieder anzukurbeln.

Bei allem gilt wie immer: Macht euch keinen Stress. Alles ist gut und in Ordnung. Denkt nur daran: Wer rastet, der rostet. Das heißt, je länger ihr keinen Sex habt, umso weniger Lust verspürt ihr in der Regel danach. Oder ihr seid schlicht und einfach unzufrieden und überfordert von eurem Mama-Alltag. Darunter sind eure Wünsche und Sehnsüchte völlig verbuddelt. Buddelt sie aus! Das ist Arbeit und kann etwas dauern, aber wenn ihr sie erst mal wiedergefunden habt, dann ist es umso schöner, und ihr wisst sie vielleicht dieses Mal besser zu hüten.

Die richtige Würze – wie bringen wir Abwechslung ins Schlafzimmer?

Damit es in eurem Schlafzimmer feurig bleibt, könnt ihr natürlich auch „Spiele der etwas anderen Art" ausprobieren. Kamasutra, Partner:innentausch, Swingerclubs und Sadomaso sind ein paar Beispiele.
Was genau dahintersteckt, erkläre ich jetzt.

Kamasutra

Stellungswechsel sind generell gut dafür, das Feuer beim Liebesspiel zu erhalten. Die meisten Paare wechseln zwischen höchstens fünf Stellungen. Beim Kamasutra gibt es so viele verschiedene Stellungen, dass ganz sicher für jeden:jede etwas dabei ist. Es schadet also nicht, sich ein bisschen Inspiration fürs Bett zu holen. Vielleicht entdeckt auch ihr etwas, was euch so richtig auf Touren bringt, ohne dass ihr es wusstet. Und keine Angst, ihr müsst nicht absolut akrobatisch für die Stellungen sein. Vor allem geht es im Kamasutra darum, dass das Paar eine Einheit beim Sex bildet, etwas, was auch ich am Allerwichtigsten finde, denn nur so schweißt euch Sex als Paar tatsächlich zusammen.

Sadomaso und BDSM

Meist wird verkürzt über „Sadomaso" gesprochen, dabei geht es eigentlich um mehr. Die Abkürzung BDSM trifft deshalb besser, worum es in der Szene geht. Das Akronym vereint nämlich alle drei Hauptbestandteile des Sadomasochismus: Bondage/Discipline, Dominance/Submission und Sadism/Masochism. Dabei geht es um verschiedene Spielarten. Seit dem Erfolg von „50 Shades of Grey" sind Fessel- und Machtspielchen gar nicht mehr so tabu. Es kann aufregend sein, während des Liebesspiels mal komplett die Kontrolle abzugeben oder zu übernehmen. Wenn ihr also Lust habt, auch mal etwas fester zuzupacken oder angefasst zu werden, probiert es einfach aus. Wer nicht gerade Lust auf eine BDSM-Session hat, wenn Kinder zu Hause sind – es gibt Clubs, um sich an einem geschützten Ort auszuprobieren.

Für diejenigen unter euch, die das alles eher abschreckt, ist aber vielleicht die softe Version eine Alternative: Einfach mal beim Sex die Augen verbinden (lassen) oder leichte Fesselspielchen mit weichen Tüchern. Denn auf diese Weise werden die anderen Sinnesorgane stärker gefördert, und häufig empfinden wir Berührungen dadurch sehr viel intensiver.

Swingerclub und Partner:innentausch
Wer in einen Swingerclub gehen möchte oder einen Partner:innentausch in Erwägung zieht, sollte eine gute Vertrauensbasis zu seinem:seiner Partner:in haben. Fragt euch vorher (gegenseitig), wie es um eure Eifersucht steht, ob es eure Beziehung aufregender macht oder ihr fürchtet, emotional verletzt zu werden. Nur wenn das Vertrauen zum:zur Partner:in stark ist und beide gleichermaßen empfinden, können solche Abenteuer auch die Lust aufeinander bestärken. So etwas sollte wirklich sehr gut überlegt sein und abgesprochen werden. Doch erlaubt ist auch hier, was euch gefällt.

Softere Spielchen
Wenn Swingerclub und Partner:innentausch für euch ein klares No-Go ist, könntet ihr euch vielleicht trotzdem zu Hause zu zweit etwas wagen. Wie wäre es zum Beispiel mit einem **Rollenspiel?** Rollenspiele können sehr verführerisch sein, weil sie ermöglichen, Fantasien auszuleben und nachzustellen, ohne dass die Komfortzone verlassen werden muss. Wenn es euch reizt, könnt ihr eure Rollen auch mit Kostümen und Perücke unterstreichen. Genießt das Anderssein für die Zeit eures Liebesspiels!

Auch ein **Ortswechsel** kann manchmal wahre Lustwunder bewirken. So lassen sich Küche und Arbeitszimmer einmal ganz neu kennenlernen ... Stellt euch erst einmal vor, wo und wie genau ihr dort Sex haben könntet, und schaut mal, was das mit euch macht. Schreibt die Ideen auf und sammelt sie, wenn ihr euch das traut und euch das nicht zu blöd ist. Muss es nämlich überhaupt gar nicht! Es macht dann schon Spaß, auf den Zettel des:der anderen zu schauen. Wenn ihr das nächste Mal Zeit für euch habt, lasst euch von euren Ideen inspirieren. Wenn ihr es noch aufregender wollt: Zieht doch einfach mit geschlossenen Augen ein Zettelchen mit einem Ort und probiert ihn aus.

Um die Stimmung aufzuheizen, ist auch **Dirty Talk** eine Super-Möglichkeit. Schafft euch eine schöne Atmosphäre, beginnt, eine Geschichte zu erzählen, in die der:die Partner:in einsteigen kann. Ihr könnt mit einer ganz banalen Alltagssituation starten, die dann in eine erotische Geschichte übergeht.

Beim Dirty Talk könnt ihr natürlich auch in der Fantasie bereits in neue Rollen schlüpfen.

Kann Elternsex womöglich auch noch Jahre nach der Geburt wieder besser werden?

Warum eigentlich nicht? Es ist gar nicht so unwahrscheinlich, dass ihr wieder mehr oder auch besseren Sex habt einige Jahre nach der Geburt. Schließlich ist die erste „Stressphase" vorbei, und ihr habt euch sicherlich in eure neuen Rollen eingefunden. Es kann gut sein, dass die Verbundenheit, die ihr durch das neue Leben als Familie gewonnen habt, eine gute Grundlage für die Zeit ist, in der ihr auch wieder mehr Freiraum für euch als Paar habt. Dann ist aber wichtig, dass ihr euch tatsächlich Paarzeit einplant, denn das passiert nicht von allein.

Die bekannte Sexualtherapeutin „Dr. Ruth" versichert sogar, dass Sex mit zunehmendem Alter sowieso erst richtig gut werde. Das soll vor allem daran liegen, dass schon mehr Erfahrung gesammelt werden konnte und mit dem Alter auch die Lässigkeit kommt. Die so häufig präsenten Komplexe, die wir in den Zwanzigern mit uns herumtragen, beschäftigen uns später in der Regel nicht mehr so sehr.

Das gilt ganz konkret auch für euch als Elternpaar. Ihr werdet nicht nur zusammen älter, ihr durchlebt gemeinsam schöne, aber auch schwere Zeiten. Die Vertrautheit und das Gefühl einer beständigen Liebe kann dazu beitragen, dass ihr euch leichter fallen lassen könnt. Bei den Herausforderungen, die das Elternsein mit sich bringt, lernt ihr euren:eure Partner:in auch noch mal intensiver kennen. Außerdem macht ihr euch sehr wahrscheinlich (und hoffentlich) nicht mehr so viele Gedanken um ein paar Dellen auf den Oberschenkeln oder ein paar Fältchen, die dazukommen. Wer sich und seinen Körper selbstbewusst annimmt, kann Sex viel entspannter genießen.

Mehr Vertrauen und weniger Schamgefühl als in jüngeren Jahren sollte meiner Meinung nach jedoch nicht dazu führen, dass ihr euch gehen lasst. Arbeitet an euch, macht euch hübsch, lernt euch immer wieder gegenseitig neu kennen, probiert gemeinsam Neues aus! Und dann kann der Elternsex definitiv auch Jahre nach der Geburt besser, freier, ungezwungener und absolut erfüllend(er) sein.

Wir haben den Anschluss verpasst – was tun?

Ich wiederhole gern zu Anfang: Eure Paarbeziehung ist mehr als der Sex, den ihr habt – oder auch nicht habt. In einer Paarbeziehung geht es vor allem erst mal um Verbundenheit und Vertrauen. Ist das gegeben, kommt auch die Leichtigkeit und die Leidenschaft meist wie von selbst (zurück). Falls ihr euch nach der Geburt ein Jahr Pause von eurem Sexleben genommen habt, heißt das nicht, dass ihr es nicht wieder aufleben lassen könnt. Manchmal wird der Sex auch erst Jahre nach der Geburt wieder besser (das haben wir im Beitrag vorher behandelt).

Wenn ihr euch mit eurem:eurer Partner:in aber nicht mehr verbunden fühlt, liegt das Problem vermutlich nicht zu allererst am fehlenden Sex. Klar kann Sex helfen, sich einander näher zu fühlen, aber häufig sind es die alltäglichen Herausforderungen, die so sehr an euch zehren, dass ihr schneller streitet, leichter gereizt seid, weniger aufeinander eingeht. Vielleicht fühlt ihr euch auch missverstanden oder gar nicht gehört.

Wenn man dann beginnt, sich gegenseitig Vorwürfe zu machen, den Fehler immer beim:bei der anderen zu suchen, verliert man sich allzu schnell als Team und auch als Paar.

Der erste Schritt wieder zueinander ist also, eure gegenseitige Zuneigung und Wertschätzung wieder zu entdecken. Am besten funktioniert das, wenn ihr darüber sprecht und somit beide dafür sensibilisiert seid. Das gilt auch für die folgenden Tipps. Es funktioniert zwar auch einseitig, ist aber sehr viel schwieriger.

- Es fängt bei einfachen Dingen an: **Wie redet ihr mit dem:der anderen?** Würdet ihr in diesem Ton mit anderen Leuten, Freunden:Freundinnen, Familie sprechen? Oft fehlt schon an dieser Stelle die nötige Wertschätzung, Höflichkeit und Respekt füreinander. Achtet also im Alltag darauf, wie ihr miteinander umgeht.

- Als Nächstes versucht einmal, **kleine Zärtlichkeiten** zu verteilen wie eine sanfte Umarmung, das Streicheln der Wange oder des Arms, einen Klapser auf den Po oder einen kleinen Kuss auf die Stirn, wenn euer:eure Partner:in zum Beispiel am Tisch sitzt und ihr an ihm:ihr vorbeigeht. So baut ihr langsam und behutsam eure Beziehungsdynamik wieder auf.

- Vielleicht hilft als Nächstes ein **gemeinsamer Abend** mit einem Glas Wein, einem Cocktail oder einem Tee; auf einer Sitzgelegenheit, die anders ist als die gewohnte am Esstisch. Sei es auf dem Boden, auf der Coach, am Hochtisch oder – wenn ihr einen Babysitter habt – in einem Restaurant oder einer Bar. Versucht euch neu zu entdecken, schaut den:die Partner:in genau an. Was seht ihr? Was hat er:sie an? Wie guckt er:sie euch an? Überlegt mal, wie genau ihr das alles gedeutet habt, als ihr gerade frisch zusammen wart. Verwandelt dieses Treffen in ein Date. Lasst die Alltagssorgen vor der Tür. Die könnt ihr ein anderes Mal besprechen. Wenn euch etwas natürlich absolut auf der Seele brennt, muss es raus. Aber „normale" Besprechungen über Schule, Kindergarten und Job haben bei diesem Date nichts zu suchen.

Lust auf Intimität kann wachsen, wenn ihr euch so aufeinander einlasst und euch wieder als Partner:innen seht. Vielleicht seht ihr dann auch wieder das, was euch mal zueinander gebracht hat.

Wenn ihr euch dann berührt, wird es sich schon anders anfühlen. Wie wäre diese Berührung, wenn sie ganz neu wäre? Spürt jede Berührung ganz bewusst. Traut euch etwas, überwindet Hemmschwellen und zeigt eure Sehnsüchte. Lasst euch auf diese Reise ein.

Häufig sind unsere Gefühle einfach so zugeschüttet vom Alltagsstress, dass wir sie gar nicht mehr fühlen. Erst wenn wir uns in einer Weise wie zum Beispiel vorher beschrieben darauf einlassen und sanft unsere Sehnsüchte und unser Verlangen aufwecken, kommt das zum Vorschein, was wir vermissen, ohne dass wir wussten, dass wir es vermisst haben. Stattdessen sind wir zickig, mies gelaunt und kurz angebunden zu unserem:unserer Partner:in.

Falls ihr nicht von einer so grundsätzlichen Veränderung in eurer Beziehung ausgeht, ihr euch eigentlich nach wie vor glücklich mit eurem:eurer Partner:in fühlt und nur nicht wisst, wie ihr auch auf erotischer Ebene wieder zusammen Spaß haben könnt, dann rate ich euch: Sprecht miteinander darüber. Das Eis ist meist schon gebrochen, wenn wir unsere Bedenken aussprechen. Und dann setzt an bei den Tipps vorher. Verabredet euch zu einem Date. Kommt einander näher, indem ihr immer wieder kleine, sanfte Berührungen und Zärtlichkeiten in euren Alltag einbaut. Wahrscheinlich geht es eurem:eurer Partner:in genauso wie euch. Egal in welche der Situationen ihr steckt, bitte nehmt es nicht einfach so hin. Bemüht euch, sprecht miteinander, habt Geduld und traut euch, mutig erotische Minischritte aufeinander zuzugehen. Und dann lasst das Feuer beim Machen entstehen. Es ist nur der erste Schritt, der überwunden werden muss.

Können Alltagskonflikte das Liebesleben überschatten, sodass Mann/Frau keine Lust mehr hat auf Sex?

Es gibt viele Konflikte, die sich in unser (Liebes-)Leben einschleichen. Insbesondere Geldsorgen, gefolgt von Problemen in Job und Kindererziehung, haben extremes Streitpotenzial. Mitunter macht bereits die Schwangerschaft strittige Themen unübersehbar, die bislang unausgesprochen geblieben sind.

Besonders beim ersten gemeinsamen Kind gewinnt die Partnerschaft durch die gemeinsame neue Verantwortung eine Verbindlichkeit, die vorher vielleicht so nicht empfunden wurde. Möglicherweise schleicht sich das Gefühl ein, „in der Falle zu sitzen", vielleicht tauchen auch Zweifel in Bezug auf die Verlässlichkeit des:der anderen auf.

Wenn die Vorstellung des künftigen gemeinsamen Familienlebens und der neuen Elternrolle keine Vorfreude, sondern zunehmendes Unbehagen auslöst, können solche manchmal verdrängten Unstimmigkeiten natürlich auch in sexueller Unlust oder Ablehnung ihren Ausdruck finden.

Auch wenn es schwerfällt: In Konfliktsituationen hilft nur, die eigenen Gefühle zu hinterfragen und offen mit dem:der Partner:in zu reden. Wenn das nicht gelingt oder die Probleme unlösbar scheinen, kann es sinnvoll sein, eine Paarberatung in Anspruch zu nehmen. Schließlich geht es hier um euren:eure Partner:in, mit dem:der ihr euer Leben teilt und hoffentlich weiterhin noch lange, womöglich bis in den Tod, teilen werdet. Ihr habt (gemeinsame) Kinder und wollt doch so gut es geht für diese da sein, gemeinsam als Paar, als Team.

Grundsätzlich rate ich euch – unabhängig vom Gang zum:zur Therapeuten:Therapeutin –, ganz bewusst die Alltagssorgen und Konfliktthemen aus eurem Schlafzimmer rauszulassen. Das heißt, ihr könnt über all diese Anliegen sprechen, aber wenn ihr euch zum Sex verabredet oder eine Date-Night habt, dann lasst diese Themen mal bewusst außen vor.

Nur so könnt ihr es schaffen, euch auch als Liebespaar wieder zu sehen und kennenzulernen.

Warum habe ich beim Sex immer noch Schmerzen, obwohl die Geburt schon ein Jahr her ist?

Schmerzen beim Geschlechtsverkehr können tatsächlich ein größeres Problem für die Lust darstellen. Etwa ein Jahr nach der Geburt sollten eigentlich alle Geburtswunden verheilt sein und sich alles Körperliche so langsam wieder zurückgebildet und eingespielt haben, sodass ihr beschwerdefrei seid. Begleiten euch Schmerzen beim Sex aber auch noch ein Jahr nach der Geburt und länger, solltet ihr das nicht als das neue Normal hinnehmen. Sprecht mit eurem:eurer Frauenarzt:ärztin. Vielleicht ist etwas nicht gut verheilt, oder eine Narbe macht Probleme. Meist kann die Ursache auch gefunden und behoben werden.

Insbesondere kann es zu zwei Schmerzbereichen kommen: außen an der Scheide und innen. Wenn ihr zum Beispiel gerissen seid bei der Geburt und genäht wurdet, kann es sein, dass euch die Narbe noch Schwierigkeiten bereitet. Das „Gute" an äußeren Schmerzen ist, ihr könnt hier mit speziellen Narbencremes oder auch sanfter Massage, die gern euer:eure Partner:in übernehmen kann, Linderung schaffen. Auch Sex an sich ist eher positiv, denn dadurch, dass Bewegung und Dehnung in diesen Bereich kommt, wird die Narbe elastischer. **Also, statt Sexentzug heißt es hier lieber salben, massieren und Liebesspiele genießen.**

Innen, im Bauch selbst, können Schmerzen beispielsweise durch Beckenboden-Disbalancen oder den Dickdarm entstehen, der nach einer Geburt empfindlich ist. Nach einer vaginalen Geburt kann es auch sein, dass durch starkes Pressen die Gebärmutter und der Gebärmutterhals leicht abgesenkt sind, sodass euer:re Partner:in beim Eindringen mit dem Penis oder einem Dildo darauf trifft. Statt Abstinenz helfen aber auch hier hauptsächlich zwei Dinge: Zum einen könnt ihr **verschiedene Stellungen ausprobieren,** um hoffentlich eine schmerzlose und lustvolle Position finden. Auch ich habe nach meinen Geburten bestimmte Stellungen, die ich früher liebte, lange verneint, weil sie sich noch unangenehm anfühlten. Wenn auch ihr durch einen Stellungswechsel deutliche Besserung eines bleibenden „Unwohlseins" verspürt, dann ist das die erste Sofortmaßnahme, die ihr zur Linderung ergreifen könnt. Schaut dazu gern noch mal in meine Vorschläge zu „günstigen" Sexstellungen für das erste Mal nach der Geburt ab Seite 106.

Zum anderen hilft **aktives Beckenbodentraining.** Je eher ihr im angemessenen Rahmen Beckenbodenaktivierungs-, -regenerierungstraining und Entspannungsübungen für den Beckenboden macht, desto höher und schneller die Chance, bald wieder beschwerdefrei zu sein, was sich natürlich auch positiv auf eure Libido auswirken wird. Schaut gern mal in meine Expertinnentipps aller vier Kapitel, dort stelle ich euch einige Übungen zur Stärkung, Mobilisation und Entspannung des Beckenbodens vor.

Ich rate außerdem jeder Frau, **den Beckenboden nach der Geburt zur Sicherheit einmal untersuchen zu lassen.** Manch ein:e Arzt:in wird vielleicht sagen, dass physiologisch alles in Ordnung bei euch sei und trotzdem verspürt ihr Schmerzen. Hier kann es sein, dass ein:e Arzt:in nicht unbedingt ein:e Experte:in im Bereich „Beckenboden" ist, und außerdem ist nicht jedes körperliche Problem so offensichtlich zu erkennen. Nehmt gern einmal den Rat einer:eines Physiotherapeutin:therapeuten in Anspruch, die:der sich mit dem Beckenboden auskennt und vaginale und anorektale Beckenbodenuntersuchungen vornimmt.

Manch eine Frau hat auch einfach einen verspannten Beckenboden, bei dem es besonders wichtig ist, Entspannungsübungen in das Training zu integrieren. Manchmal ist eine Verspannung erst die Folge von der Angst vor dem Schmerz beim Sex – dann dreht ihr euch natürlich im Kreis. Die Angst verursacht die Verspannung, die Verspannung den Schmerz und der Schmerz sorgt für mindestens die gleiche Angst und wenig Lust beim nächsten Mal. Oder es liegt ein anderes psychologisches Problem vor, zwischen euch und eurem:eurer Partner:in oder sonstiges.

Was auch immer euch Schmerzen bereitet beim Sex: Seid ehrlich zu euch und versucht, der Ursache auf den Grund zu gehen, um so bald wie möglich wieder schmerzfrei und damit lustvoll aufspielen zu können.

Kann der Orgasmus mit Beckenbodentraining wirklich intensiviert werden?

Ich habe selbst früher bei diesem Thema immer schmunzeln müssen, weil ich mir nicht vorstellen konnte, dass so kleinen Bewegungen in meinem Körper so einen großen Effekt haben können. Mittlerweile bin ich zur wahren Expertin von intensiven Orgasmen dank eines trainierten Beckenbodens geworden! Schon nach der ersten Schwangerschaft und Geburt spürte ich den Unterschied, und seit der zweiten Schwangerschaft und Geburt habe ich richtig Gefallen an den Vorzügen eines gut trainierten Beckenbodens gefunden.

Jetzt bin ich experimentierfreudiger, weiß die Vorzüge von Liebeskugeln zu schätzen und genieße es hier und da ganz bewusst, den Beckenboden während des Geschlechtsverkehrs anzuspannen oder zu entspannen – ohne daraus eine Workout-Einheit machen zu wollen, denn das Wichtigste beim Sex ist ja, den Kopf auszuschalten!

Auch wenn „Rückbildung des Beckenbodens" erst mal nicht wirklich sexy klingt und viele Mamas in erster Linie Leiden von Blasenschwäche bis Inkontinenz loswerden wollen, genießen sie dann doch diesen schönen Nebeneffekt des Beckenbodentrainings. Häufig allerdings völlig unbewusst. Darum ist Beckenbodentraining in der Regel nichts, was Frauen auf dem Zettel haben als immerwährende Übungseinheit in ihrem Alltag wie Joggen oder Yoga oder andere Sporteinheiten. Das ist sehr schade, denn wie jeder Muskel wird auch der Beckenbodenmuskel wieder schwächer, wenn ihr aufhört zu trainieren. Außerdem wird er mit zunehmendem Alter ohnehin schwächer. Der Beckenboden ist euer vielleicht wichtigster Muskel, auch wenn er von außen nicht sichtbar ist. Doch wir Frauen nehmen ihn häufig erst bewusst wahr, wenn er Probleme verursacht.

Zum Glück braucht es gar nicht viel, und ihr könnt etliche Übungen unkompliziert in euer gewöhnliches Sporttraining einfließen lassen, einige Übungen lassen sich auch gut zwischendurch machen. Wenn euch das Wort „Training" abschreckt, dann nenne ich es so, wie es ist: Es geht um seichte Stimulation durch Atmung und bestimmte, kleine, feine Bewegungen. Diese empfehle ich euch aber mindestens einmal pro Woche zu machen und das am besten dauerhaft. Wenige Minuten reichen dann schon aus.

Kommen wir nun gezielt zum „schönen Nebeneffekt" eines starken Beckenbodens, denn der Beckenboden spielt eine wesentliche Rolle beim Sex und vor allem während der verschiedenen Phasen des Orgasmus. Wenn Frau weiß, wie sie den Beckenboden an- und entspannt, ist das eine **Garantie für einen qualitativ hochwertigen Orgasmus.** Der Beckenboden wird während der vororgasmischen Phase mobilisiert und angespannt. Die Entspannung danach lässt den Orgasmus als solchen auftreten und die Frau „kommen" (ihr erkennt das an den Kontraktionen im Unterleib).

Wenn ihr eine gleichgeschlechtliche Partnerschaft führt, könnt ihr gemeinsam diese Übungen ausprobieren und so euer beider Orgasmen intensivieren.

Probiert auch mal, die Schamlippen aktiv anzuspannen und mit ihnen den Penis umschließen zu wollen. Dabei zieht ihr sie gedacht nach oben innen, dadurch verengt sich die Scheide, und auch euer Partner wird den Sex intensiver wahrnehmen. Aber auch unbewusst wird euer Körper einen trainierten Beckenboden beim Orgasmus ganz anders „benutzen" können als einen untrainierten.

Alle hier im Buch empfohlenen Beckenbodenübungen könnt ihr als Training in euren Elternalltag einbinden, da ihr jetzt nicht mehr auf Schwangerschaft oder Ähnliches Rücksicht nehmen müsst. Und zusätzlich könnt ihr noch die folgenden „Tricks" ausprobieren.

Liebeskugeln
Beginnt am besten mit leichten Kugeln. Zum einen ist es frustrierend, wenn die Kugeln beim Üben fast oder ganz herausfallen, zum anderen bringt ein zu schweres Gewicht auch nicht den gewünschten Trainingserfolg. Das ist wie beim Sport: Führt die Übung lieber sauber aus, als dass ihr euch bzw. euren Beckenboden „überhebt". Häufig wird empfohlen, die Vaginalkugeln im Alltag zu nutzen. Ich rate davon jedoch ab. Denn zum einen können sie bei noch schwachem Beckenboden leicht herausgleiten, zum anderen solltet ihr gar nicht die dauernde Anspannung des Muskels trainieren und euch dabei womöglich verspannen. Nutzt die Kugeln lieber gezielt in einem 10- bis 15-minütigen Training. Wie das geht, verrate ich euch in meinen Expertinnentipps in diesem Kapitel, ab Seite 183.
Noch an dieser Stelle: Bei dem Training solltet ihr darauf achten, in Seitenlage zu beginnen, im nächsten Schritt auf dem Rücken liegend. Erst wenn das gut funktioniert, könnt ihr euch aufrichten in den Kniestand oder sogar auf die Füße kommen.
  Wenn ihr sicher seid im Umgang mit den leichten Kugeln, könnt ihr natürlich hin zu größeren, schweren oder auch mehreren Kugeln wechseln.

Elektrische Muskelstimulation (EMS)
Bei der EMS wird die Beckenbodenmuskulatur durch leichten Reizstrom „gezwungen", zu kontrahieren. Dies geschieht über eine kleine Sonde, die vaginal eingeführt wird und per Knopfdruck reguliert werden kann. Achtet bitte darauf, dass ihr ein zertifiziertes Medizinprodukt verwen-

det. Fragt dazu gern euren:eure Gynäkologen:in. Ich finde die Idee des EMS-Trainings durchaus sinnvoll und bin nicht abgeneigt, es selbst mal zu testen.

Sex
Übung macht ja bekanntlich die Meisterin. Und da bei jedem Orgasmus der Beckenboden aktiv kontrahiert, also schnell zwischen An- und Entspannung wechselt, wird er dadurch auch trainiert. Das heißt, Sex selbst ist ebenfalls Training für unseren lieben Beckenboden!

Was tun, wenn unser Kind uns beim Sex erwischt?

Mittlerweile ist Sex zum Glück kein so großes Tabuthema mehr. Ob im Fernsehen, in den sozialen Medien oder in der Schule – überall wird über Sex gesprochen. Auch unsere Kinder kommen mit dem Thema also in der Regel früher in Kontakt als wir selbst als Kind oder Teenager. Dennoch gibt es diese eine Situation, die man unbedingt vermeiden will: Das Kind platzt beim Sex ins Zimmer. Aber warum ist das eigentlich eine so peinliche Vorstellung für uns? Liegt das Problem nicht nur in unserer eigenen Verklemmtheit oder kann so eine Situation unser Kind psychisch womöglich wirklich schädigen? Das wohl Wichtigste vorweg: Kinder tragen für gewöhnlich keinen Schaden davon, wenn sie euch beim Sex erwischen. Es kommt nur darauf an, wie ihr als Eltern mit der Situation umgeht. Und das hängt wiederum von eurer eigenen Schamgrenze ab.

Hiervon explizit ausnehmen möchte ich Sexspiele, die in den sadomasochistischen Bereich gehen. Diese haben besonderen Erklärungsbedarf, und gerade, wenn die Kinder noch jünger sind, rate ich sehr dazu, solche Spiele wirklich nur an Orten auszuüben, die absolut „kindersicher" sind. Dabei von einem Kind erwischt zu werden, empfinde ich als unverantwortlich.

Alles „Normalere" – wobei die Grenzen hier natürlich fließend sind – ist aber grundsätzlich erklärbar.

Wer sichergehen möchte, ungestört zu bleiben und einer solchen Situation aus dem Weg zu gehen, der schließt am besten einfach die Schlafzimmertür ab. In der Regel lernen Kinder bald, dass die Eltern eine Intimsphäre haben, und stören sich auch nicht daran. Ich kann mich daran erinnern, wie ich selbst als Kind einmal vor der verschlossenen Tür meiner Eltern gestanden und mich gewundert habe. Verstört hat mich das aber nicht. Mir kam das sogar logisch vor, immerhin hatte ich auch mein eigenes Reich, in das meine Eltern nicht immer kommen sollten. Das Schlimmste, was dann passieren kann, ist, dass eure Kinder an der Tür klopfen oder losheulen. Damit ist euer Sexspiel dann eben unterbrochen, wird vertagt, ihr lauft eilig zur Tür – habt aber die Gefahr des In-flagranti-Erwischtwerdens gebannt.

Darüber hinaus möchte ich aber einmal erklären: Überrascht zu werden, während das Liebesspiel in Gange ist, empfinden wir nur als unangenehm, weil wir es so gelernt haben. Wenn ihr aber selbst lockerer damit umgeht, können das später vielleicht auch eure Kinder. Damit möchte ich euch nicht ermutigen, es darauf ankommen zu lassen.

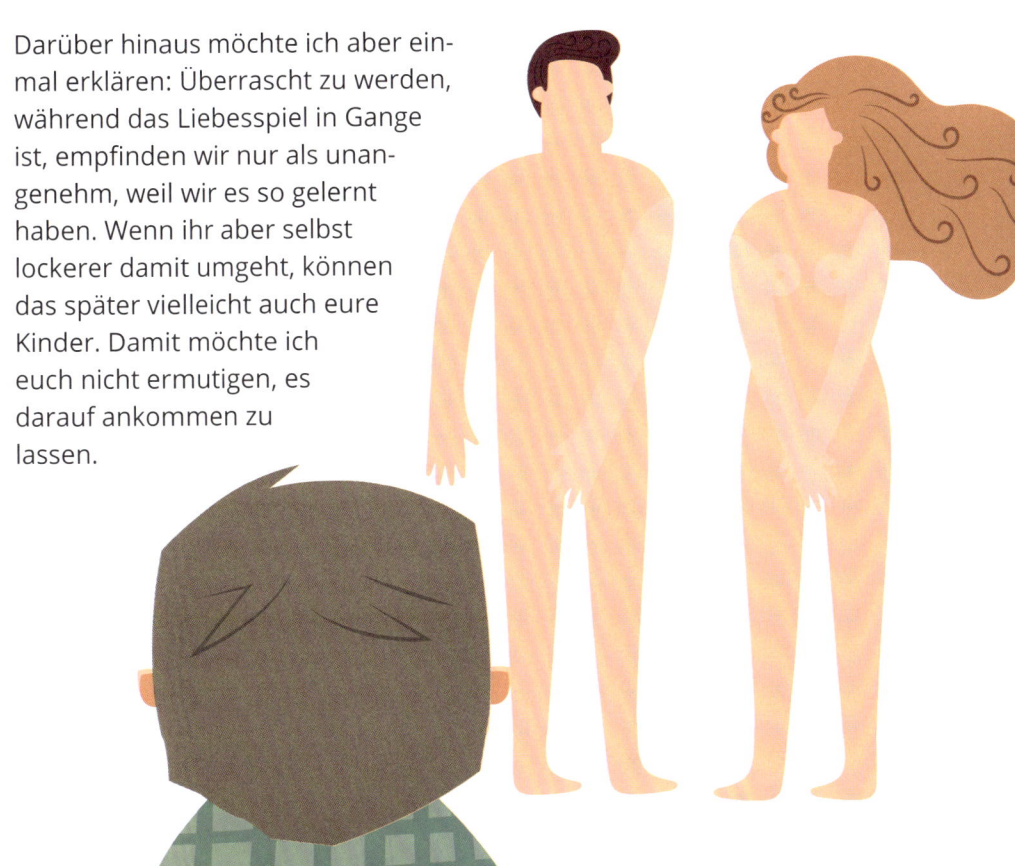

Wenn eure Kinder im Zimmer nebenan bei offener Tür spielen, ist wohl eher der falsche Zeitpunkt für ein kleines Intermezzo. Wenn sie aber ins Bett gebracht sind, spricht nichts dagegen.

Wenn sie dann doch plötzlich neben euch am Bett stehen, ist eben genau die unbehagliche Situation eingetreten, mit der ihr umgehen und die ihr wiederum ihnen erklären müsst.

Mit „locker" meine ich: Lasst gar nicht erst die große Peinlichkeit aufkommen. Unterbrecht das Liebesspiel wie selbstverständlich, bleibt lässig und lasst euer Kind ruhig mit zu euch ins Bett kommen, wo dann gemeinsam gekuschelt und geredet werden kann. Ihr braucht gar nicht viele Wörter dafür zu suchen, „was gerade passiert ist" oder was das Kind „da gerade gesehen hat". Wartet einfach ab, ob überhaupt Fragen aufkommen. Falls ja, antwortet darauf, aber nicht zu genau. Vielleicht sagt ihr einfach, dass Mama und Papa auch gerade miteinander gekuschelt haben.

Sich vor Kindern nackt zeigen – ja oder nein?

Wie freizügig wir selbst mit unser Nacktheit umgehen, hängt vor allem davon ab, wie wir aufgewachsen sind und wie unsere eigenen Eltern damit umgegangen sind. Schließlich ist Nacktsein eigentlich das Normalste der Welt, besonders, wenn man noch klein ist. Soziale und kulturelle Gepflogenheiten geben dann den Zeitpunkt vor, ab dem es als „unangemessen" empfunden wird, dass ein Mensch nackt herumläuft. Das ist meist auch der Moment, an dem es vielen Eltern unangenehm wird, vor ihrem Kind nackt zu sein.

Das Gute ist, dass solche normativen Vorstellungen wandelbar sind. So ist es beispielsweise an manchen Orten ganz unspektakulär, nackt oder „oben ohne" baden zu gehen, während das in anderen Kontexten, zum Beispiel im Freibad, eher nicht denkbar ist. Wie wir mit Nacktheit umgehen, ist also stark an den Einfluss von gesellschaftlichen Werten und Gewohnheiten geknüpft.

Während Erwachsene bei Nacktheit auch immer Ästhetik- und Moralvorstellungen mitdenken, machen sich Kinder darüber gar keinen Kopf. Schamgefühl entsteht deshalb auch erst, wenn die Eltern es vorleben. Wenn unsere Kinder merken, dass wir uns nicht nackt zeigen wollen, weil wir Angst davor haben, bewertet zu werden oder uns irgendwie komisch dabei fühlen, werden sie vermutlich auch sehr bald ein stärkeres Schamgefühl entwickeln. Strahlt ihr aber ein selbstbewusstes und stolzes Körpergefühl aus, stärkt das auch das Selbstwertgefühl eurer Kinder.

Dabei finde ich ganz wichtig, selbst wenn ihr sehr selbstverständlich mit eurem Körper und der Nacktheit umgeht, den Kindern auch vorzuleben, wo und wie es gesellschaftlich „erlaubt" ist beziehungsweise was sich gesellschaftlich „gehört" und so auf bestimmte unabgesprochene (und teils ja auch festgeschriebene) Gesetze und Regeln in der Öffentlichkeit Rücksicht zu nehmen. Zum einen aus Rücksicht auf die anderen, zum anderen aber insbesondere auch, um die Kinder vor jeglicher Art sexualisierten Bezugs zu schützen.

Kurz und knapp: Besonders im familiären Rahmen ist es eher ganz unproblematisch, so normal wie möglich mit der eigenen Körperlichkeit umzugehen. Wenn Nacktheit dagegen auch außerhalb der Kernfamilie gelebt wird, solltet ihr eure Kinder definitiv über gewisse „Grenzen" aufklären.

Alle Kinder haben eine kindliche Sexualität, leben sie jedoch ganz unterschiedlich aus. Manche fassen sich an und sind gar nicht schamvoll. Andere mehr. Wenn Kinder sich selbst erforschen und beginnen, den Körper abzutasten, was in der Regel im Kindergartenalter der Fall ist, ist das erst mal rein positiv. Sie sollen sich kennenlernen und können nur so ein gutes Körpergefühl entwickeln.

Wichtig ist nur, dass das es einem angemessenen Rahmen passiert. Wenn euer Kind sich zum Beispiel anfasst, wenn andere, womöglich fremde Menschen dabei sind, schlagt ihm vor, dafür ins eigene Zimmer zu gehen beziehungsweise darauf zu warten, bis man zu Hause ist. Sagt ihm liebevoll, dass das „privat" ist. Es gilt, Kindern ein Gefühl für ihre eigene Privatsphäre zu vermitteln, ohne sie zu beschämen oder zu rügen. Das sollte wirklich vermieden werden.

Und wenn es über das Erkunden des eigenen Körpers hinausgeht, sollten die beteiligten Kinder keine großen Altersunterschiede haben und sich alle wohlfühlen. Solche Erkundungen – im Sinne von „Doktorspielen" im Kindergarten, zum Beispiel – sind erst mal noch ganz unbefangen und haben nichts mit der erwachsenen Sexualität zu tun. Dennoch sollten klare Regeln aufgestellt werden, zum Beispiel darf niemandem dabei wehgetan werden, und keiner:keine darf zu etwas gezwungen werden.

Es ist auch ganz normal, wenn Kinder sich für die Geschlechtsteile der Eltern interessieren. Da kann es auch vorkommen, dass sie danach greifen. Unangenehmer wird es erst dann, wenn das Kind euer Geschlechtsteil ausführlich untersuchen will. Dann könnt und dürft ihr auch ruhig als Eltern klar sagen, dass ihr das nicht möchtet. Es ist gut, wenn eure Kinder von euch lernen, auch selbst klare Ansagen machen zu können und zu dürfen, was die eigenen Grenzen angeht. Eine vertrauensvolle Bindung zwischen Eltern und Kind ist da besonders wichtig, denn Regeln und Grenzen müssen erst erlernt werden.

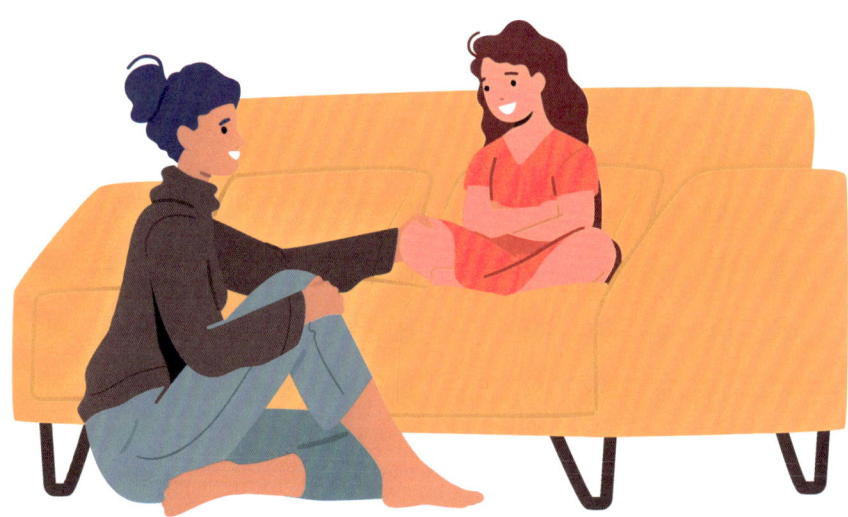

Die Sorgen der Partner:innen

Wenn ihr dieses Kapitel lest, seid ihr vermutlich schon mindestens ein Jahr lang Eltern, und man könnte doch meinen, dass sich alles eingespielt hat – ihr eure Rollen gefunden habt, die Hormone nicht mehr Achterbahn fahren und ihr auch eine neue Gewohnheit in eurem Sexleben gefunden habt. Tatsächlich ist das aber von Mensch zu Mensch und Paar zu Paar sehr verschieden.

Es gibt Frauen, die einfach mehr Zeit brauchen, um ihre Lust wiederzufinden. Das kann an andauernden leichten oder auch stärkeren Schmerzen noch von den Geburtsverletzungen liegen oder an der großen psychischen Belastung durch das 24/7-Mamasein. Schlafmangel und Stress sind auch ein Jahr nach der Geburt (und länger) oft noch an der Tagesordnung. All das sind natürlich absolute Lusthemmer, wir wissen das. Die Frage ist, wie es um unseren:unsere Partner:in steht? Versteht er:sie, was mit euch los ist? Woran es liegt, dass ihr möglicherweise kaum noch oder sogar gar keinen körperlichen Kontakt mehr zulasst?

Auch hier ist der beste Ratschlag wieder einmal: Sprecht miteinander darüber, was euch bewegt, was euch fehlt, was euch zu viel ist. Nur dann könnt ihr Verständnis füreinander aufbringen und gemeinsam versuchen, etwas zu verändern. Denn höchstwahrscheinlich seid ihr beide mit dem aktuellen Zustand unzufrieden.

Und manchmal ist es auch der leichteste Weg, um selbst wieder in Fahrt zu kommen, wenn man sich dem:der Partner:in „einfach" mal hingibt – und ihn:sie nicht immer abweist. Vielleicht versucht ihr es zumindest einmal. Ich weiß, dass es nicht „eure Schuld" ist und ihr auch nicht allein dafür verantwortlich seid, dass die Beziehung läuft und der:die

Partner:in befriedigt und glücklich ist. Dennoch: Es wird auch euch selbst so viel bringen, weil körperliche Nähe Glückshormone ausschüttet und uns also – sozusagen automatisch – besser drauf bringt und (wieder) eine größere Nähe zum:zur Partner:in zulässt. Dann „flutscht" die eine oder andere Sache im Alltag auf einmal fast wie von selbst, in der vorher der Wurm drin war. Garantiert.

Ganz wichtig ist, dass es nicht darum geht, wer recht hat, wer mehr arbeitet, mehr schafft, wer mehr (und vor allem weniger) schläft, wer mehr Verantwortung trägt oder welche Aufgaben schwieriger sind. Unterm Strich zählt, dass ihr als Team funktioniert, das steigert auch eure Libido, ihr werdet es sehen. Da kann mal der:die eine und mal der:die andere mehr machen. Das ist ja auch tagesform- und phasenabhängig. Ist der:die eine im Job gerade sehr eingespannt, übernimmt der:die andere vielleicht in dieser Zeit mehr im Haushalt und kümmert sich hauptverantwortlich um die Kids.

So fühlt sich der:die Partner:in nicht überflüssig und unbegehrt und ihr hoffentlich nicht mehr überfordert und ungesehen. Und umgekehrt. Achtet außerdem darauf, zwischen Familie und Partnerschaft zu trennen. Zumindest zu bestimmten, festgelegten Zeiten (siehe „Date-Night" u. ä.).

Möglich ist natürlich auch, dass euer:eure Partner:in noch keine Lust auf Sex hat oder ihr gemeinsam irgendwie den Anschluss verpasst habt. Sprecht auch darüber offen, mutig, respektvoll und geduldig und lest bitte noch mal auf Seite 163 nach. Hopfen und Malz sind nie ganz verloren. Es ist sogar möglich, als Eltern auch nach Jahren besseren Sex als je zuvor zu haben! Habt ihr vergessen? Dann schaut noch mal auf Seite 162 nach!

Übrigens kann eine Schräglage in der (Familien-)Beziehung auch entstehen, weil der:die Partner:in sich nicht ernst genommen in seinen:ihren Aufgaben oder einfach zu wenig eingebunden fühlt in das neue Familienleben, selbst aber nicht den richtigen Zugang findet. Hier sind nun wirklich wir Mamas gefragt. Wir sollten versuchen, unserem:unserer Partner:in auf Augenhöhe zu begegnen. Wir können ihm:ihr auch etwas zutrauen. Die Partner:innen gehen anders mit Kindern um. Und auch, wenn wir etwas vielleicht manchmal anders machen würden, heißt das nicht, dass es immer besser ist. Meist braucht es gar keine Wertung. Jede:r macht die Dinge eben anders und gleichzeitig gut und richtig. Es ist gut und wichtig, wenn Kinder verschiedene Arten von Umgang erlernen, denn das ist das Leben. Die Partner:innen haben auch oft Selbstzweifel. Gerade die Männer. Denn die waren allein historisch betrachtet nicht immer schon zuständig für Kinder. Die Generation von Vätern, die wir gerade erleben, ist so liebevoll umsorgend wie nie zuvor. Das bedeutet aber auch, dass die Papas selbst manchmal unsicher sind, und das ist normal.

Aber: Beide Geschlechter werden Fehler machen, nicht wenige sogar. Auch Fehler sind okay. Es reicht, als Mutter und Vater gut genug zu sein. Und gut genug ist nicht perfekt. Das muss es auch nicht sein. Gar nicht. Also nehmt euch bitte selbst etwas den Druck. Gern auch gegenseitig und mit viel Liebe und Verständnis füreinander und die große Rolle, die ihr in eurem Leben übernommen habt.

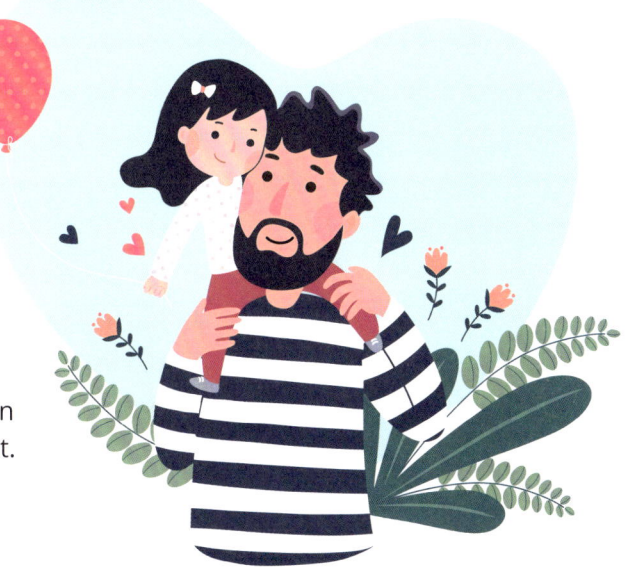

Die Experten:innen

Lust und Leidenschaft trotz des Familienalltags – meine Tipps

Lasst mich vorweg einmal sagen: Die Übungen aus den bisherigen Kapiteln, angefangen in der Kinderwunschzeit über die Schwangerschaft bis hin zu Wochenbett und Rückbildung, sind weiterhin tolle Trainings für euren Körper, insbesondere den Beckenboden, den Geist und sie bereichern ganz „nebenbei" auch euer Sexleben. In dieser Phase möchte ich euch nun noch eine schöne und wirkungsvolle Atemübung mit auf den Weg geben, die den Kopf „Sex-bereit" macht, das heißt: Bye-bye, Stress, welcome, Lust pur! Und außerdem gibt's von mir für euch eine besondere De-luxe-Beckenboden-Trainingseinheit.

Die Übungen

DEN KOPF FREIBEKOMMEN

Wir sind so oft im Machen-und-Funktionieren-Modus gefangen, dass es schwierig ist, auf Leidenschaft und sexy Mood umzustellen. Darum folgt hier eine kleine Meditation für euch. Denn wenn Seele und Körper im Einklang sind, dann erinnert sich der Körper auf einmal auch an so schöne Nebensächlichkeiten wie wundervollen Sex. Man spricht hier auch von „Psychohygiene", die sogar dabei hilft, körperliche Beschwerden wie Kopf-, Bauch- oder auch Rückenschmerzen, die häufig durch Stress ausgelöst werden, zu mindern.

Im Laufe der Jahre bin ich dazu übergangen, Erlerntes aus den Bereichen Sport, Meditation und auch Schauspiel zu kombinieren. Gerade im Bereich Schauspiel müssen wir manchmal „auf Knopfdruck" andere Emotionen empfinden, als uns gerade noch durchflutet haben.

Für unser konkretes Thema fragen wir uns: Wie bekommen wir den Stress, die Sorgen, die Alltagsgedanken und den Mama-Modus schnell umgestellt auf das Gefühl: „Ich möchte jetzt Sex mit meinem:meiner Partner:in haben"?

Probiert einfach mal die folgende Übung aus, nehmt euch dafür **5 bis 15 Minuten Zeit.** Und nein, diese Übung sollt ihr nicht auch noch machen, sondern mal stärkt ihr die Muskeln, ein anderes Mal reinigt ihr den Geist.

Step 1: Legt euch auf den Rücken, die Beine sind angewinkelt.

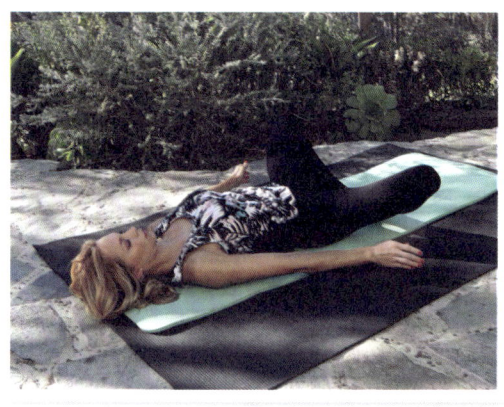

Lasst nun die Knie zur Seite fallen (das rechte zur rechten Seite, das linke zur linken Seite). Wenn ihr gelenkig seid, könnt ihr die Knie auf dem Boden ablegen. Wenn das zu unbequem ist, legt euch ein Kissen unter die Knie.

Die Fußballen drücken leicht gegeneinander (so aktiviert ihr bereits die untere Beckenbodenschicht).

Step 2: Amtet ein und zieht den Oberkörper lang: Die Scheitelspitze zieht nach oben, während Steiß- und Schambein in die entgegengesetzte Richtung ziehen.

Amtet aus und lasst euren Körper in den Boden „fließen". Er darf und soll sich dabei richtig schwer anfühlen.

Step 3: Atmet ganz natürlich ein und aus.

Beobachtet euren Körper und eure Atmung, ohne etwas zu verändern oder zu verurteilen. Atmet ihr durch den Mund oder die Nase ein und aus? Atmet ihr in die Brust ein oder in den Bauch? Wenn ihr euch unsicher seid, legt eine Hand auf den Brustkorb, die andere auf den Bauch.

Wiederholt diese Beobachtung für weitere drei Atemzüge.

Step 4: Nun atmet ihr in euer Schambein ein und bei der Ausatmung lasst ihr die Sitzbeinhöcker und auch euer Becken sanft und schwer Richtung Boden fließen.

Bei der nächsten Einatmung atmet ihr tief in den Bauch ein, der Bauchnabel soll sich dabei heben. Haltet ganz kurz, dann atmet wieder aus und lasst den Rippenbogen bewusst schwer und sanft in den Boden fließen.

Die dritte Einatmung geht in euren Brustkorb, der sich auch wieder heben soll. Kurz halten, ausatmen und dabei eure Schulterblätter schwer in den Boden sinken lassen.

Als Nächstes leitet euren Atem in euren Kopf, kurz halten, ausatmen und alle Sorgen, allen Stress, alle Probleme in den Boden abfließen lassen. Der Kopf sollte sich entspannt und schwer anfühlen.

Klappt noch nicht? Dann bleibt bei der Kopfatmung: Nehmt euch bei jedem Atemzug nur ein Problem, nur eine Sorge, nur einen ganz bestimmten Anlass vor, der euch verärgert oder besorgt hat, und versucht, euren Kopf davon „zu entleeren".

Step 5: Atmet ein und stellt euch vor, ihr atmet eine sanfte Sommernacht ein, ihr atmet aus und spürt nach, was es mit euch macht.

Vielleicht habt ihr sogar ganz bestimmte Erinnerungen mit eurem:eurer Partner:in. Gab es mal eine wilde Sommernacht draußen am Strand, auf dem Balkon oder einfach nur bei offenem Fenster? Eine Nacht, die unvergesslich bleibt und vielleicht schon viel zu lange her ist?

Atmet ruhig weiter.

Spürt die warme, angenehme Sommerluft.

Atmet aus und spürt die Leichtigkeit, die Sorglosigkeit, die ihr gefühlt habt.

Bleibt noch einen Moment hier.

Step 6: Kommt langsam wieder zurück ins Hier und Jetzt. Doch lasst dieses schöne Gefühl der Zeitlosigkeit, der Glückseligkeit nicht vergehen. Versucht entspannt und zufrieden zu bleiben. Dreht euch einmal vorsichtig um und kommt auf alle viere, mobilisiert kurz den Rücken mit der Katze-Kuh-Bewegung: Jedes Mal, wenn ihr den Rücken rundet, atmet tief ein und zieht alle drei Beckenbodenschichten mit nach oben – wie an unserer Kordel. Atmet wieder aus und geht mit dem Rücken in ein leichtes Hohlkreuz.

Nun erhaltet euch dieses warme Gefühl, spürt in eure Vagina und sagt euch mit einem Lächeln: „Ich bin bereit für Teil zwei des Sommernachtstraums."

Dabei geht es nicht um Länge, Qualität oder Besonderheit, sondern um pures Loslassen und Empfinden. Ganz frei, ganz ungebunden und ungezwungen.

Viel Spaß bei eurem Sexerlebnis!

BECKENBODEN DE LUXE

MOVE IT MAMA bedeutet nicht nur, sichtbare Muskeln mit und ohne Hanteln zu stählern, sondern auch die, die keiner:keine sieht, in diesem Fall die Beckenbodenmuskulatur. Denn auch die kann, wie alle anderen Muskeln, mit zusätzlichen Gewichten stärker trainiert werden.

Gebraucht werden Liebeskugeln, auch bekannt als Kegelballs, Ben Wa Balls, Love Balls oder Vaginalkugeln. Wie es auch Hanteln verschiedenster Art gibt, gibt es auch die Kugeln in diversen Materialien (ich empfehle

Silikon), Gewicht und Größen. Frauen mit einer leichten Blasensenkung rate ich, Kugeln zu verwenden, die im Doppelpack an einer Schnur kommen. Ihr braucht 10 bis 15 Minuten Zeit für das Training.

Richtig, dies ist die Anleitung für ein sehr besonderes Krafttraining, quasi mit Minihanteln (die Liebeskugeln) für euren Beckenboden. Es wird euren Orgasmus höchstwahrscheinlich in eine neue Dimension katapultieren.

Wie auch bei jedem anderen Training mit Gewichten gilt: Startet erst mal mit leichteren Gewichten, führt die Übungen richtig aus und steigert euch langsam. Damit habt ihr eine effektive Methode, den Beckenboden zu trainieren, und erhöht die Chance, einen vaginalen Orgasmus zu verspüren, der es in sich hat. Also, auf geht's!

Legt euch auf die Seite und führt die Kugel(n) vaginal ein.

Step 1: Zieht nun an der Schnur und spannt dabei den Beckenboden an, sodass die Kugel(n) nicht herausrutscht. Dann lasst die Schnur wieder los und den Beckenboden wieder locker. Versucht möglichst viele kurze Wiederholungen hintereinander zu machen.

Step 2: Ihr zieht wieder an der Schnur, doch diesmal haltet ihr die Anspannung des Beckenbodens für bis zu 20 Sekunden, dann löst ihr sie und wiederholt die Übung.

Step 3: Nun spannt und entspannt ihr den Beckenboden noch mal im Wechsel, doch dieses Mal eher ruckartig. Mein persönlicher Tipp: Spannt den Beckenboden an und zieht erst dann kurz und ruckartig an der Schnur. Wenn ihr das einige Male gemacht habt, könnt ihr versuchen, erst dann blitzschnell mit dem Beckenboden zu reagieren, wenn ihr an der Schnur zieht.

Legt euch nun auf die andere Seite und wiederholt alle drei Schwierigkeitsstufen.

Ich empfehle euch, auf beiden Seiten je zweimal alle Übungen durchzuführen. Benutzt gern einen Timer mit Intervallen von einer Minute pro Übung, so kommt ihr auf drei Minuten pro Seite, dann ist Seitenwechsel angesagt. Insgesamt kommt ihr so auf zwölf Minuten Training.

Wenn ihr es schafft, diese Übungen regelmäßig zu machen (und damit meine ich, mindestens einmal pro Woche), dann werdet ihr tolle Resultate erzielen. Für die Eiligen unter euch: Macht euch einen 30-Tage-Plan für den schnellen Erfolg. In dieser Zeit trainiert ihr zwei- bis dreimal pro Woche in oben beschriebener Weise.

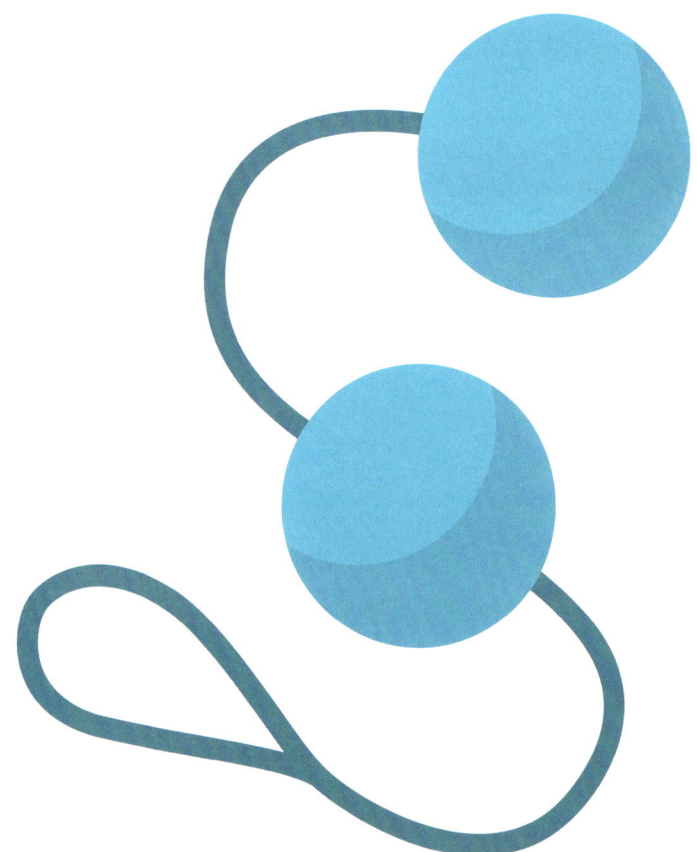

Worauf sollte man beim Sex im Elternalltag achten?

Nehmt euch bewusst Zeit füreinander, baut euch selbst Freiräume und intime Zeit zu zweit in den Alltag ein. Manche Paare gehen da wirklich nach Terminplaner – das kann funktionieren. Ihr könnt zum Beispiel fest einplanen, einmal im Monat zu zweit essen zu gehen, dann könnt ihr euch mal wieder ganz auf euch konzentrieren. Das hilft, die Intimität aufrecht zu erhalten. Date-Nights oder auch Love-Nights sind also alles andere als eine schlechte oder gar „spießige" Idee.
Claudia Leder-Appiah, Hebamme

Für die Lust auf Sex ist es bei Frauen häufig wichtig, dass sie in guter emotionaler Verbindung zum:zur Partner:in sind, dass sie sich als ganzer Mensch gesehen und verstanden fühlen. Emotionale Bindung entsteht beispielsweise durch zugewandte Gespräche, durch Kuscheln und Zärtlichkeit.
Für viele Frauen ist das eine Vorbedingung, damit sexuelle Lust entstehen kann. Bei vielen Männern ist dieser Weg oft andersrum. Durch den Sex entwickeln sie ein Gefühl emotionaler Verbindung. So kommt es, dass die Bedürfnisse manchmal nicht zusammenpassen zwischen den Partner:innen. Auch wenn beide Sex wollen, ist der Weg dahin nämlich oft unterschiedlich. Es hilft im ersten Schritt schon, wenn man darum weiß und beide Partner:innen versuchen, auf die Bedürfnisse des:der anderen einzugehen.
Aino Simon, Paartherapeutin

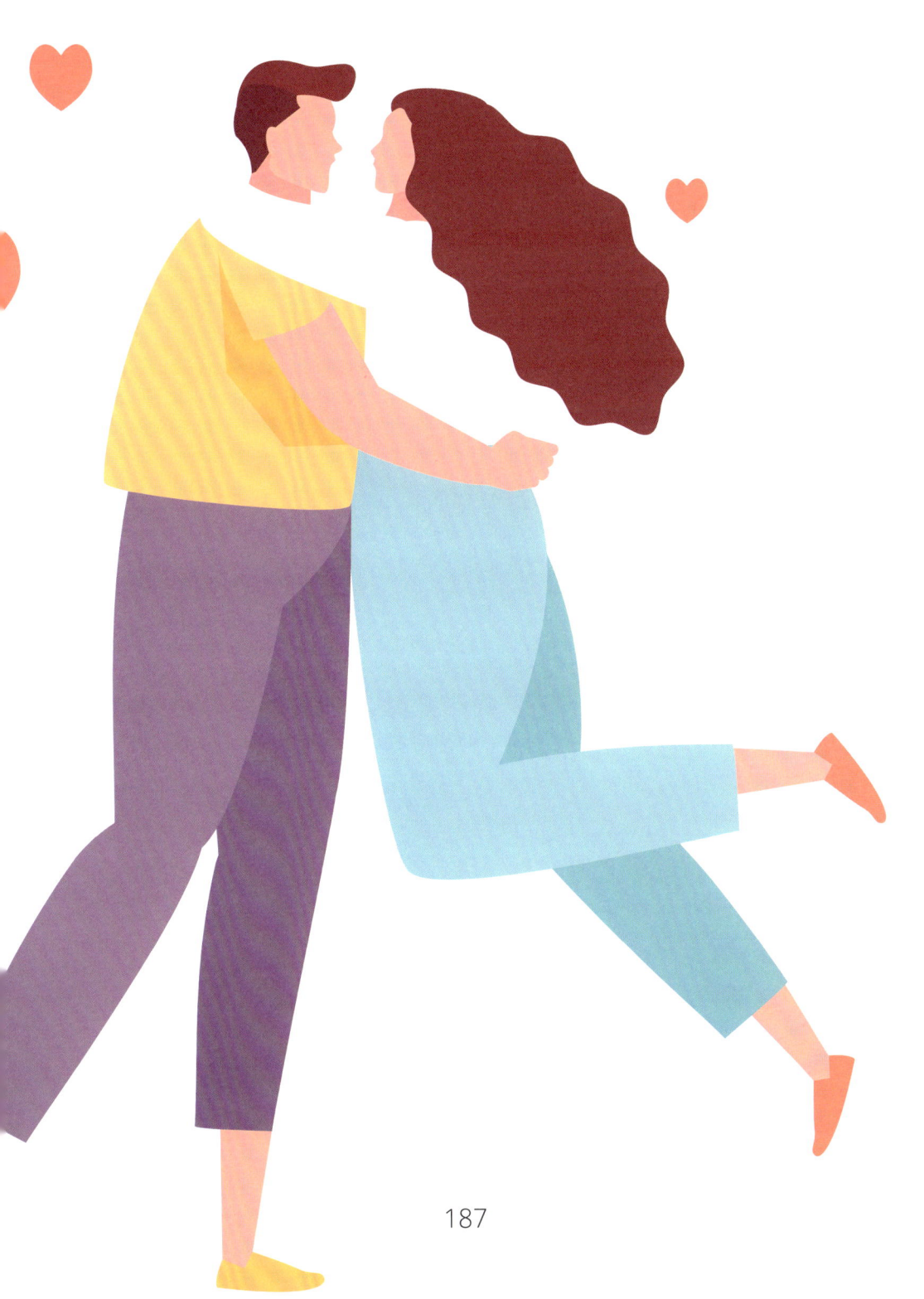

Wie häufig habt ihr Sex, seitdem ihr Eltern seid?

„Jetzt nach zwei Monaten geht's bergauf. Circa zweimal in der Woche. Mal mehr, mal weniger."

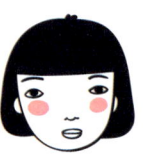

„Mein Sohn ist acht Monate und bislang noch nicht wieder."

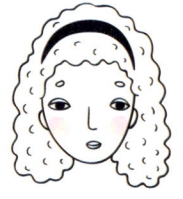

„Sehr häufig fünfmal die Woche, Minimum."

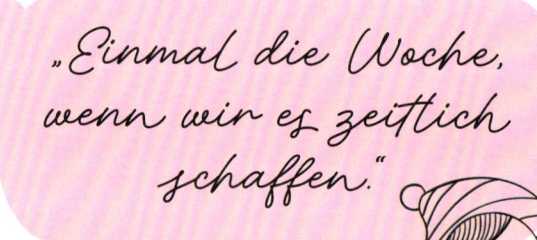

„Einmal die Woche, wenn wir es zeitlich schaffen."

„Zu selten."

„So gut wie nie."

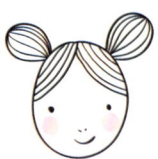

„Was ist Sex?"

„Zwei-, bis fünfmal im Monat, also definitiv weniger als davor."

„Dreimal die Woche, wenn alles gut geht."

„Vier- bis fünfmal pro Woche, aber irgendwie sich gegenseitig berühren jeden Tag."

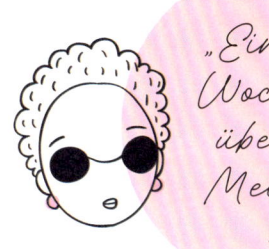

„Einmal die Woche, wenn überhaupt. Meistens zu k.o."

„Leider fast gar nicht mehr. Die Frau hat keine Lust mehr."

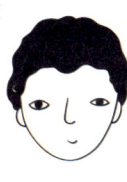

„Alle zwei Monate, wenn überhaupt."

„Kaum noch."

„Selten, deshalb unter anderem Trennung, aber natürlich auch andere Gründe."

„Hmm ..."

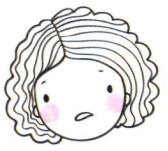

„Ganz selten, es liegt aber an mir, nicht an meinem Mann."

„Nicht so oft, wir sind abends einfach zu müde, wegen der zwei kleinen Zwerge."

„Jeden zweiten bis dritten Tag."

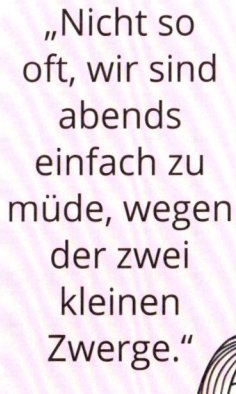

„Mal nur einmal im Monat und mal drei- bis viermal die Woche. Definitiv weniger, seit wir Eltern sind."

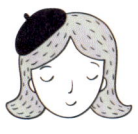

Die Experten:innen

Claudia Leder-Appiah, 1983 in Dortmund geboren und aufgewachsen, ist Hebamme und hat selbst zwei Kinder (zum jetzigen Zeitpunkt ein und drei Jahre alt). Seit 2020 ist sie examinierte Hebamme, ihr Traumberuf, davor arbeitete sie als Medizinische Fachangestellte in zwei Notfallambulanzen. Sie lebt mit ihrer Familie in Köln.

Dr. med. Christopher Blanck, geboren 1970 in Bochum, ist niedergelassener Facharzt für Frauenheilkunde und Geburtshilfe in Straelen am Niederrhein. Seine Frau Züleyha Blanck ist Fitness-, Pilates und Rehasport-Trainerin für Orthopädie und innere Medizin. Sie verbindet diese Tätigkeiten mit der Beratung von Schwangeren zum Thema Sport. Gemeinsam haben sie drei Kinder.

Anna Weiß, 39 Jahre, hat eine fünfjährige Tochter. Sie ist selbstständige, staatlich examinierte Physio- und Beckenbodentherapeutin (nach PhysioPelvica). Zuvor absolvierte sie ein Sportstudium, zudem hat sie sich zum Thema „Rektusdiastase" fortgebildet, ist Faszientherapeutin, hat eine YinYoga-Ausbildung und arbeitet als Entspannungstrainerin. Im Besonderen ist sie spezialisiert auf die Beckenbodentherapie, gynäkologische Beschwerden und Komplikationen nach der Entbindung.

Aino Simon arbeitet seit vielen Jahren als Paartherapeutin. Sie ist die Gründerin von *Couple Care* und unterstützt Menschen in Beziehungskrisen dabei, Entscheidungen zu treffen, die sie wieder glücklich machen. Sie hat eine Ausbildung zur Gestalttherapeutin gemacht und eine eigene Therapie entwickelt, die es jedem:jeder ermöglicht, sich selbst und die eigenen Gefühle zu verstehen, positiv zu lenken und so Beziehungen für alle förderlich zu gestalten. Aino ist verheiratet und hat zwei Kinder. Mit ihrem Mann lebt sie seit fast 20 Jahren glücklich in einer offenen Ehe.

DANKE!

Ich danke meinen Eltern, dass ich so unbeschwert und frei und trotzdem mit Grenzen groß geworden bin und somit ein – wie ich finde – gesundes Verhältnis zur Sexualität mitbekommen habe.

Ich danke Junior Medien, stellvertretend Jan Wickmann, dass ihr den Mut habt, ein solches Buch auf den Markt zu bringen. Ich danke insbesondere der Chefredakteurin von „Leben&erziehen", Claudia Weingärtner, für ihre provokanten inhaltlichen Fragen und auch überhaupt denn Mumm, auf mich zuzukommen. Für die Ausgestaltung, während der ich gleichzeitig noch eine Firma zu führen, ein frischgeborenes Baby zu versorgen und wie immer als Mama alles unter einen Hut zu bringen hatte, gilt mein Dank Laura, Nadja und Leonie für ihre Mithilfe bei der Recherche, und insbesondere Nina Schnackenbeck, die mit ihrem Lektorat das Buch erst zu dem gemacht hat, was es ist.

Besonderer Dank auch an unsere Experten:innen. Liebe Anna Weiß, liebe Claudia Leder-Appiah, liebe Züleyha und lieber Christopher Blanck, liebe Aino Simon, ohne euch würde das fehlen, was das Buch ausmacht, um das gewisse Extra an Fachwissen und damit echte Hilfestellung für euch alle zu bieten. Danke für eure Zeit und euren Einsatz. Es ist nicht selbstverständlich, dass ihr euch in euren anspruchsvollen Jobs und mit eigenen Familien die Zeit nehmt, um Teil eines Buches mit so „gewagtem" und so sehr wichtigem Thema zu sein.

Danke auch an euch Mamas, die ihr uns mit Feedback unterstützt habt – denn was ist ehrlicher als der direkte Kontakt mit euch und eure Erfahrungen?

Noch ein Riesendank an euch Mamas und eure Partner:innen da draußen, dass ihr mit mir, wie meinem Mann und mir, das Gleiche wunderschöne und oft stressige Schicksal teilt, das Wunder vollbracht zu haben, Kinder in die Welt zu setzen, und wir somit alle in einem Boot sitzen.

Und darum ganz zum Schluss noch der Dank an unsere kleinen Wunder selbst – unsere Söhne! Ihr stellt uns jeden Tag vor neue Herausforderungen, ich liebe euch, Cooper und Dexton! Und ich liebe dich, André, und danke dir von ganzem Herzen, dir, meinem Mann, Partner, Freund, Begleiter, meiner Liebesaffäre, der seit so vielen Jahren mit so viel Liebe, Hingabe, Erotik und Leidenschaft an meiner Seite ist und ohne den ich dieses Buch, sowohl zeitlicher als auch inhaltlicher Natur, wohl nie hätte schreiben können.

Und danke Universum, Gott oder wer immer dafür da draußen zuständig ist, dass ich dieses Leben führen darf, solche Chancen bekomme und solche Wunder am eigenen Leib erleben darf!

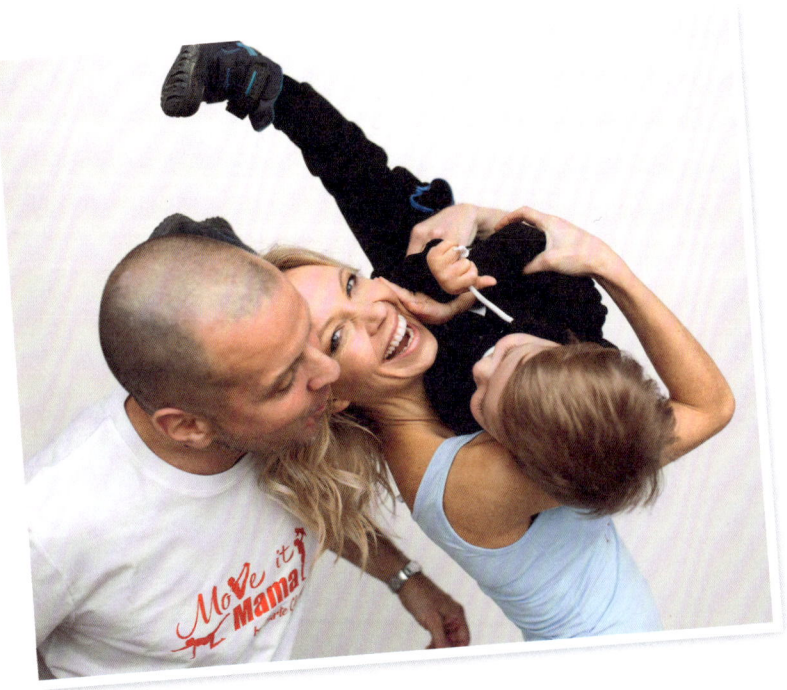